スタンフォード大学西野教授が教える
間違いだらけの睡眠常識

西野精治

PHP文庫

○本表紙図柄＝ロゼッタ・ストーン（大英博物館蔵）
○本表紙デザイン＋紋章＝上田晃郷

文庫版はじめに

新書版『スタンフォード大学教授が教える 熟睡の習慣』の出版から6年が経過しました。このたび、出版元のPHP研究所より文庫版化のオファーをいただきました。私自身、睡眠衛生の重要性を日本の皆様に啓蒙するという使命を持っているため、文庫化の申し出は非常に嬉しく、また内容をアップデートして再刊行できることに感謝しています。

時間の経過は早いもので、この書籍がどのように多くの方々に受け入れられ、睡眠についての理解が深まったかを振り返る機会を持つことができました。今回、文庫化するに当たり、原本の内容をよりアクセスしやすく、手に取りやすい形で提供することを目指しました。忙しい日常生活のなかで、皆様が日々の睡眠を見直すための参考となることを願っています。

本書では、睡眠のメカニズムや健康への影響、快適な睡眠を得るための具体的な方法について、科学的根拠に基づいて解説しています。特にこの6年間で、日本における睡眠衛生状況や啓蒙活動の改善についても大きな変化が見られました。以下に私が実感した重要なポイントを挙げたいと思います。

1　睡眠に関する認識の向上

日本において、睡眠の重要性に対する認識が高まっています。特に若者の間では良質な睡眠が重視されるようになり、睡眠不足や睡眠障害が仕事や学業に与える影響についての情報が増加しています。これに伴い、若者の睡眠時無呼吸症候群の診断例も増えています。若者に睡眠に対する関心が高まったことと、職業運転手などの就職時に睡眠時無呼吸のスクリーニングを受けることが一般化してきたことも挙げられます。

2　メディアの影響

テレビやインターネットでの健康番組や特集により、睡眠衛生についての知識が広まっています。専門家によるアドバイスや実践的な方法が視聴者に届けられ、実生活に取り入れられる機会が増えています。私も、メディア出演や雑誌のインタビューを通じて、睡眠の重要性を広める努力をしてきました。

3　企業の取り組み

企業では、従業員の睡眠環境を改善するために、フレックスタイム制度や昼寝の奨励などの取り組みが増えています。これにより労働生産性の向上が期待されており、今後こういった努力が企業全体の利益にもつながることを願っています。

4　教育機関での教育

学校教育においても、睡眠の重要性や適切な睡眠衛生について教えるプログラムが増えています。特に大阪府堺市の「眠育」活動の成果は素晴らしく、不登校の減少が見られるなど、全国に広がることが期待されます。

5　オンラインプラットフォームの活用

ＳＮＳやウェブサイトを通じて、睡眠に関する情報が手軽に得られるようになりました。多くの人々が自分自身の睡眠を見直すきっかけとなっています。生成

ＡＩによる情報も増えてきており、正確な情報が広まることが望まれます。

6　研究の進展

睡眠科学に関する研究も進展しており、基礎医学、予防医学、社会学など多岐にわたる分野で睡眠衛生と健康との関連性が明らかにされています。これにより、科学的エビデンスに基づいた政策的な取り組みも強化されています。

これらの変化により、日本国内での睡眠衛生の啓蒙活動は活発化しており、国民の睡眠意識の向上が図られています。この傾向は今後も続くと期待されますが、まだ遅れが見られる分野もあります。本文でも幾度か強調しましたが、就業人口の約3割近くが何らかの形でシフトワークに従事しています。シフトワーカーのウェルビーイングはこれまであまり注目されてこなかった領域であり、今後の研究によって改善策が実装されることを願っています。

この本を手に取られた皆様が、自分自身の快適な睡眠を手に入れ、充実した日々を送られることを心から願っています。

はじめに（旧版）

前著『スタンフォード式 最高の睡眠』（サンマーク出版）を刊行してから、想像をはるかに超える反響をいただきました。

日本のテレビ、雑誌、新聞、ネット……さまざまなメディアから取材を受け、一般の方たちを対象とした講演会やセミナーなどに招いていただきました。

普段はカリフォルニアのスタンフォード大学のラボ（睡眠生体リズム研究所）で、研究生活を営む私にとって、こうした読者の方からの反響を直にお聞きする多くの機会を得られたことは何よりの収穫だったといえます。

前著のなかで私が触れた睡眠負債について、NHKからスタンフォードに留学されていた市川衛氏が関心を示してくださったことが契機となり、「睡眠負債が危ない」という番組が制作され、これが「睡眠負債」の語が話題になる大きなきっかけとなりました。

2017年には「睡眠負債」が流行語大賞トップテンにランキングされるまで

になったわけで、こうした日本の社会の動きに対して、誰よりも驚き、戸惑ったのは私自身でもありました。

「睡眠負債（sleep debt）」という言葉も、スタンフォード大学睡眠研究所初代所長のウィリアム・C・デメント教授が使いはじめた概念で、睡眠研究に携わっている人間にとっては目新しいものですらなかったのです。

また先日、日本で外国人向けの放送を行なっているCBSの東京支局から日本の睡眠負債に関して取材を受けました。まさに逆輸出です。

それらの講演や取材等を通じて多くの方と接するなかでよく質問されたのは、女性と、子どもの睡眠の問題や、加齢に伴って生じる睡眠トラブルについてでした。

そこで、本書では特にそうした疑問に答えたいと考えました。また、前著には盛り込めなかった睡眠障害や睡眠薬のこともできるかぎりわかりやすく解説しています。

脳血管に持病を抱えた方が、こんなことを言っていました。

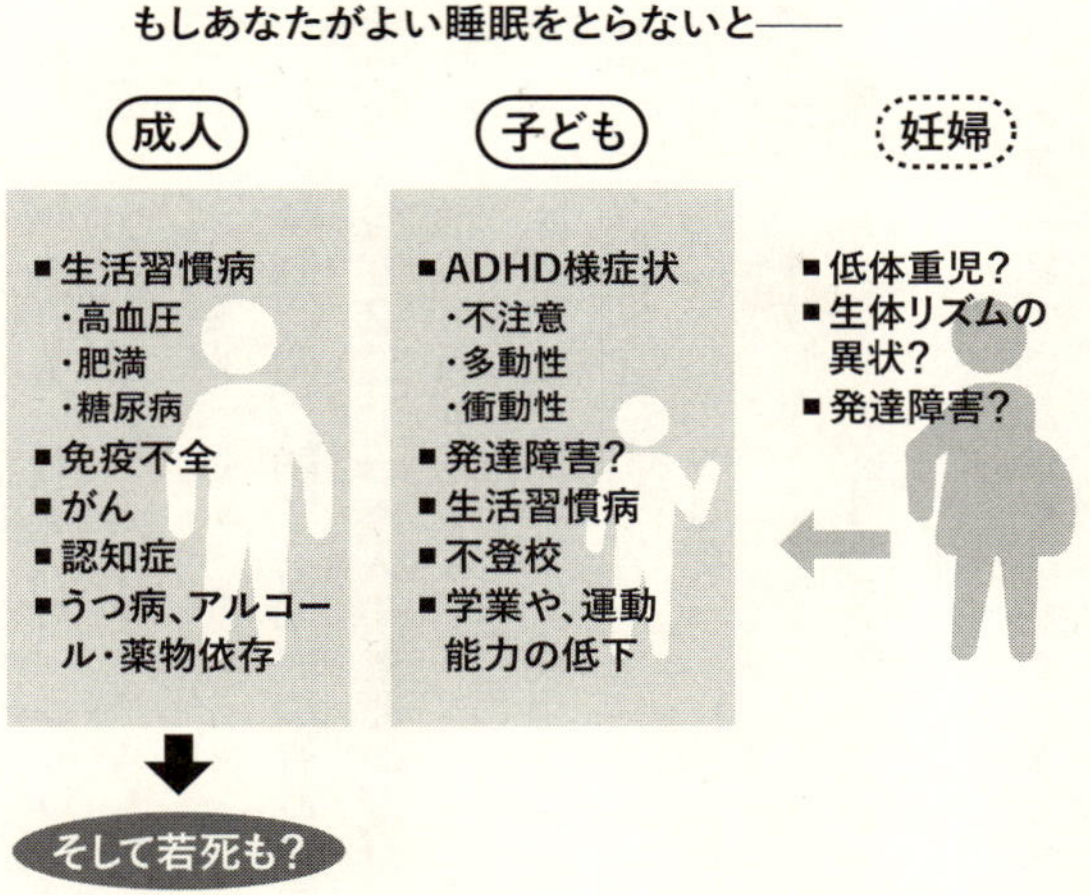
もしあなたがよい睡眠をとらないと――
成人
■生活習慣病
・高血圧
・肥満
・糖尿病
■免疫不全
■がん
■認知症
■うつ病、アルコール・薬物依存
そして若死も？
子ども
■ADHD様症状
・不注意
・多動性
・衝動性
■発達障害？
■生活習慣病
■不登校
■学業や、運動能力の低下
妊婦
■低体重児？
■生体リズムの異状？
■発達障害？

「私は明日を生きるために、絶対に睡眠を犠牲にしません。何が何でも寝ます」

本書を手にしてくださったみなさんに睡眠研究者としていちばんに伝えたいことは、まさにこうした意識を持ってほしいということです。しかし、このように考えてくださる方は、残念ながらごく少数だと言わざるをえません。

1日24時間という限られた時間のなかで、やらなければいけないことが山積している。だから、睡眠時間を犠牲にするのはやむをえない。こう考えるのは仕方がないことなのかもしれません。

加えて、もともと日本人のメンタリティには、睡眠を削って何かに励むことを「美徳」のように捉え、成果を上げるためには、「寝る間も惜しんで」仕事や勉強をすることが必要だ、という感覚が根づいています。

事実、**睡眠時間に関する国際調査を見ると、日本はどんな調査でもたいがいワースト1位か2位。日本人の睡眠時間は、世界最低レベル**です。

厚生労働省が毎年実施している「国民健康・栄養調査」(平成29年)によると、1日の平均睡眠時間が「6時間以上7時間未満」の人が、男性35・0%、女性33・4%。「6時間未満」の人が、男性36・1%、女性42・1%。さらに「5時間未満」の人が、40代、50代で男女いずれも1割以上、つまり10人に1人はいるという結果が出ています。

しかも睡眠時間の変遷を見ると、日本人の平均睡眠時間は年々減少しつづけているのです。睡眠時間を削ることが「百害あって一利なし」であることが、科学的に実証されてきたにもかかわらずです。

これは大人だけの問題ではありません。

私は、子どもの睡眠状況にも危惧を抱いています。日本では、夜の10時、11時に幼児を連れ歩いている親をしばしば見かけます。これは欧米ではまず見られない光景です。

子どもは親の生活パターンに引きずられます。夜ふかしが日常的である家庭環境で育った子どもは、おのずと夜型の生活習慣を身につけ、睡眠不足が常態化し、睡眠障害も生じやすくなります。

脳や身体の急速な成長期にある子どもにとって、睡眠不足が引き起こすダメージは、大人以上に深刻です。

私は、日本人の睡眠不足は、子どもたちをも巻き込んだ社会問題になっていると考えています。

特に近年、睡眠不足と子どもの発達障害との関係性が話題になっています。因果関係はまだはっきりしていませんが、発達障害が睡眠障害を引き起こす、また反対に、幼少期の睡眠障害が発達障害を顕在化させている可能性があるといわれています。

また、妊婦が不眠の問題を抱えていると、出生時の子どもが低体重児になりやすいという報告もあります。**子どもの睡眠障害、生体リズム障害の原因は、生まれてくる前、お母さんのおなかのなかにいる段階からはじまっている**と考えておいたほうがいいかもしれません。

そもそも、生き物はなぜ眠りを必要とするのでしょう。

動物にとって、眠ることは非常に無防備な状態です。それが大きなリスクであることをわかっていても、眠らない動物はいません。

渡りをする鳥のなかには、飛びつづけながら眠る種がいます。

魚のなかには、泳ぎながら眠るものがいます。

生命の存続にとって大きなリスクでありながらも、動物は「いかにして寝なくて済むか」というベクトルではなく、「どういう状況であっても睡眠をとる」ことを選択し、進化を遂げてきたのです。

睡眠とは、すべての生命現象の基盤なのです。

詳しくは本文に譲りますが、睡眠とは、部屋を暗くしておけば脳が自然に反応するというような受け身の現象ではなく、脳の自発的な活動によってもたらされるものです。

主体的に、良質な食事や運動の習慣を持つことが心身の健康をつくるように、睡眠の習慣も、健康と豊かな人生に直結しています。好みの食べ物や得意な運動が一人ひとり違うように、睡眠にも個人差があります。

そこで、本書では一つの理想を押し付けるのではなく、それぞれの現実の生活のなかで自分に合った習慣を取り入れられるよう、科学的に正しいといえるものだけをできるだけ広く紹介することにしました。

睡眠に多くの時間をとられることを煩わしいとさえ感じる忙しい現代人にこそ、不確かな理想ではなく、正しい知識が必要です。

単なる睡眠ではなく、より充実した睡眠の習慣を身につけてほしいという思いをこめて、本書は『熟睡の習慣』※と題することにしました。

この本が、あなたに「熟睡」をもたらし、よりよき人生の一助となることを願っています。

※PHP新書発刊時のタイトルを指す。

目次　スタンフォード大学西野教授が教える　間違いだらけの睡眠常識

第2章 「睡眠負債」をいかに解消するか

第3章　生体リズムが熟睡のカギ

第4章　「仕事中の眠気」の恐るべきリスク

第5章　女性、子ども、高齢者のための睡眠常識

第6章　熟睡できる環境のつくり方

第7章 「睡眠障害」について知っておきたいこと

第8章 「睡眠薬」との賢いつきあい方

挿画：前田義雄
図版作成：桜井勝志
ハートウッドカンパニー
なかやあいこ

第１章

間違いだらけの睡眠常識

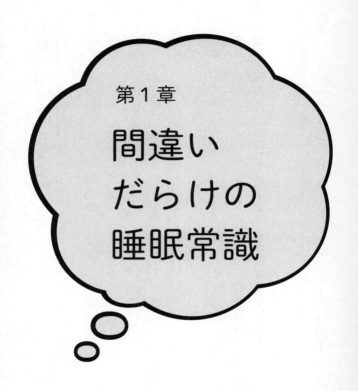

「90分周期」よりも大事なこと

2017年に『スタンフォード式 最高の睡眠』(サンマーク出版)を刊行して以来、一般の方に向けた講演依頼をよくいただくようになりました。

話し終わった後の質問タイムで、睡眠の大切さがよくわかりました。それで、現実問題として、「お話を伺って、睡眠の大切さがよくわかりました。それで、現実問題として、90分周期ですっきり起きるためにはどうしたらいいのでしょうか?」

と聞かれることがありました。

その講演でも、本のなかでも「90分の倍数で寝ても目覚めが悪いケースはいくらでもある」と述べてきました。にもかかわらず、**「睡眠のリズムは90分周期」「90分の倍数が快眠の秘訣」と信じたい人が、日本には本当に多い**のです。

正常な睡眠の場合、眠りにつくとまず「ノンレム睡眠(脳も身体も休息)」に入り、その後「レム睡眠(脳は活動、身体は休息)」に移行します。睡眠中は、基本的にノ

1-1　睡眠周期（sleep cycle）と睡眠の深さ

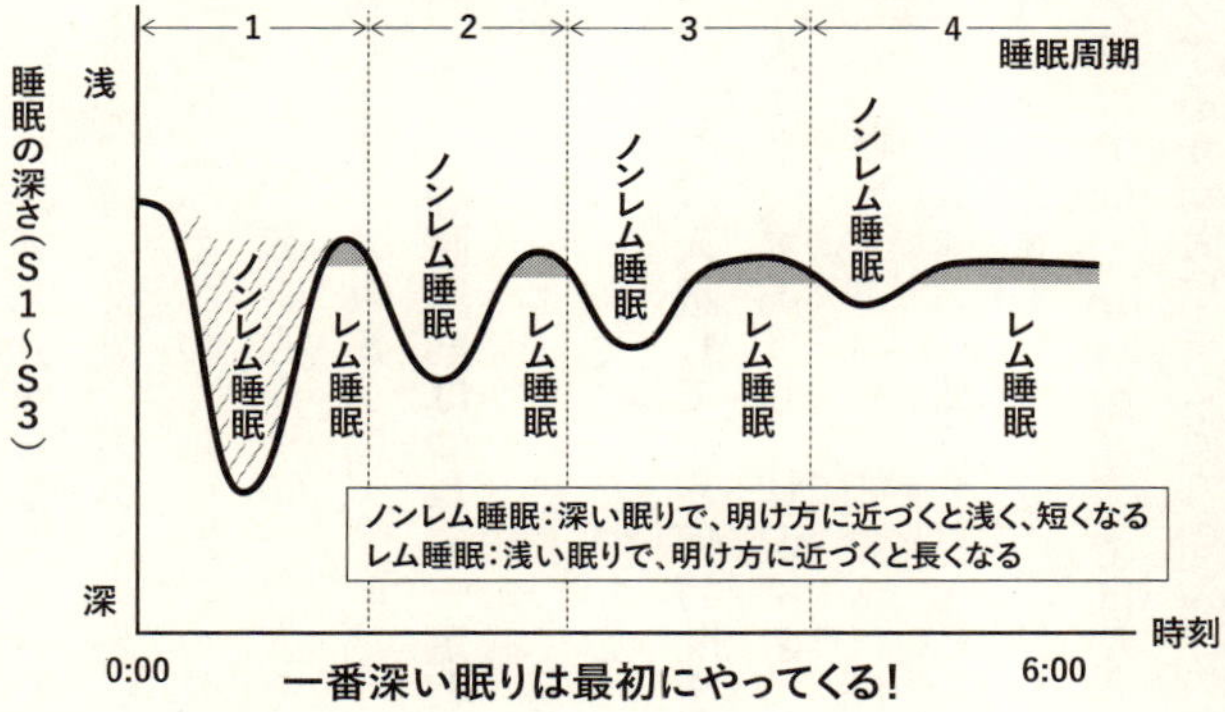

ンレム睡眠とレム睡眠が交互にくり返されます（1-1）。

ノンレム睡眠にはステージ1（S1）、2（S2）、3（S3）と3段階あり、S1からS2へ、S2からS3へと深い睡眠になっていき、比較的長いノンレム睡眠が持続。やがてレム睡眠になります。

ノンレム睡眠の始まりから、レム睡眠が終わる前までを「睡眠周期（sleep cycle）」といい、この周期が4、5回くり返されて目覚めるのです。

睡眠周期が約90分といわれているのは事実ですが、より重要なことは、この**睡眠周期にはかなり個人差がある**ということです。

私はだいたい90分から110分くらいの幅ではないかといっていますが、研究者によっては、80分くらいからという人も、120分くらいまでという人もいます。人によってそのくらいばらつきがあるのです。

たとえば、睡眠周期が90分の人と120分の人とでは、それだけで30分も開きがあります。これが2回、3回、4回とくり返されていくわけです。

同時に、**睡眠周期はつねに一定というわけでもありません**。その人の健康状態や疲労度などのコンディションによって変化します。それこそ、寝る前にお酒を飲んだといった程度のことでも変わります。

ですから、**入眠してから何時間後がいちばんすっきり目覚められるかというのは、人によって違うし、状況によっても違う**のです。

正常な睡眠であれば、明け方は深いノンレム睡眠の出現が減り、レム睡眠が長くなって、起きる準備が自然と整ってきます。しかし、健康的な睡眠周期が乱れれば、眠りの質も悪くなり、当然目覚めもすっきりしません。

大事なのは、「90分周期」ではなく、むしろ「健康的な睡眠パターンをいかにキープするか」ということなのです。

睡眠リズムは、ちょっとしたことでも乱れる○o。

25ページの図もそうですが、本や雑誌、ネットの記事などでみなさんが目にする一夜の睡眠経過の図は、睡眠のイメージを把握してもらうために、わかりやすくきれいな模式図として描いたものです。

実際には、そんなにくっきり明晰《めいせき》に脳波の変化が視覚化できるわけではありません。睡眠経過を見るには、便宜的に30秒単位で睡眠段階を判定していきますが、脳波はその30秒の間にもダイナミックに変動しています。

睡眠リズムというのは、ちょっとしたことでも乱れます。

健康的な睡眠の場合、入眠直後の第1周期のノンレム睡眠では一晩のうちでも一番深い眠り（これを「徐波《じょは》睡眠」「深睡眠」ともいいます）が出て、その後につづくレム睡眠は短い。そして明け方に向けて、深いノンレム睡眠は出なくなり、レム睡眠が長くなっていきます。

睡眠に何の問題も抱えていない若くて健康な人は、こうしたパターンが保持されやすいのですが、不眠や中途覚醒（夜中に何度も目が覚め、その後なかなか寝つけないこと）のある人、あるいは「睡眠時無呼吸症候群」のような睡眠障害のある人は、パターンがまったく違ってきます。

たとえば睡眠が十分足りていない人では、深いノンレム睡眠が明け方にも出るケースがよくあります。そういう状況では、朝の目覚めが悪く、すっきり起きることができません。

歳をとると、寝つきがよくない、中途覚醒や早朝覚醒（望む時刻より2時間以上早く目覚めること）が起きる、といった不眠症状を感じる人が多くなります。血圧が高めとか血糖値が高めとか、いろいろな〝疾患予備軍〟的な変調も抱えがち。そうなると、正常な睡眠リズムはますます出にくくなります。

こういう話をすると、「では、そうなるのは何歳ぐらいからか？」と気になる方も多いと思いますが、これもまた個人差があって一概にはいえません。

なかには、30代でも高齢者のような睡眠パターンが出る人もいます。加齢が原因といっても加齢そのものが多くの要因をはらんでいますから、それが何によるものかもわかりにくいのです。

睡眠の問題は、内的要因、外的要因、身体要因、いろいろな影響を多面的に受けるので、良好な睡眠を妨げている原因の本質がどこにあるかを突き止めるのは簡単ではありません。

睡眠とは、そのくらいフラジャイルな（こわれやすい）もの、乱れやすいもの。そしてまだまだ謎が多いものなのです。

自宅で手軽に睡眠管理ができる？

睡眠周期や睡眠リズムを知るには、医療機関で「睡眠ポリグラフ検査」を行います。

１泊２日で、ひと晩にわたって、脳波、眼球運動、心電図、筋電図、呼吸、動脈血の酸素飽和度といった生体活動や信号を測定して、睡眠周期、睡眠パターン、睡眠の深さなどを判定するのです。

ただし、得られるのはその晩の睡眠状況だけなので、睡眠専門医は日ごろの生活状況を把握するために、患者さんに「アクティグラフ（活動量計）」を装着してもらったり、睡眠日誌をつけてもらったりします。

自分の睡眠状況を知りたいけれど、病院に行くほど深刻な睡眠障害があるわけでもないという方は、市販のアクティグラフを使ってみるといいかもしれません。

最近、ウェアラブルデバイス（身につけて使用する端末）として、アクティグラフが急速に進化してきました。**心拍数の変動を手軽に計測できるようになったことで、いままで判定できなかったレム睡眠やノンレム睡眠の深さなどがかなり正確に判定できるようになってきた**のです。

アメリカでは、フィットビットという会社が24時間装着していられる腕時計型のアクティグラフを出したところ、おしゃれなデザインだったこともあり、大ヒットしました。

それに追随するように、いまではいろいろなところからファッション性に富んだウェアラブルなアクティグラフが出ています。

精度的に見ると、まだ睡眠障害を判定できるレベルではありませんが、自分の活動状況と共に睡眠の傾向や変化を把握するひとつの目安にはなると思います。

ウェアラブルデバイスでいうと、スマートウォッチでも活動量を測定することができます。

ただ、多機能なので電池のもちや充電の煩雑さが気になるところ。常用している人は、スマートフォンやパソコンと同期させてデータを集積できるメリットを活かし、長期間にわたってどのような変化があるかを把握する、といった活用の仕方をしているようです。

このところ急増しているのがスマホ用の種々のアプリです。

ベッドの上にスマホを置いて寝ると、就寝中の身体の動きを感知して睡眠状態を計測できるといったものがいろいろ出てきています。もっとも、私の見たところでは、ベッドの振動で体動などをセンシングするので、直接体動や心拍を測定する機器に比べると精度が劣ります。

また、スマホを枕元に置くことで、メールの着信音などが気になって、かえって睡眠が妨げられてしまう、といった弊害が出る面もあります。

現時点では、これらのツールは使用者の睡眠パターンを正確に把握し、個々の問題点を的確に指摘することまではできませんが、今後期待できる分野であることは間違いありません。

かつて、血圧は病院でなければ測れませんでした。家庭用の血圧計ができたことで、血圧の測定が身近になり、体調管理に役立てられるようになりました。スマホやウェアラブルデバイスを用いて自分の睡眠状況を把握する技術も、いまはまだ発展途上ですが、いずれもっと精度が上がり、専門家のアドバイスも加えることにより、誰もが自分で睡眠管理ができ、睡眠改善に役立てられるようになると思われます。

現代人の健康管理は、もはや睡眠管理抜きでは成り立たないといえますから、**遠くない将来、きっと簡易計測方法がスタンダードになっていく**ことでしょう。

いわずもがなですが、日常生活に支障をきたすような睡眠障害の自覚がある人、睡眠動向を真剣に調べる必要性を感じる症状のある人は、日本睡眠学会が認定する睡眠専門医（https://jssr.jp/list）に診てもらい、きちんと睡眠ポリグラフ検査を受けるべきです。

「ショートスリーパー」になるための、ただひとつの条件

「睡眠時間を短縮できたら、もっとパフォーマンスを上げられる」と考える人は少なくありません。日本人は、睡眠時間を削ることを「美徳」と捉えるといいましたが、それもあってショートスリーパー（短眠者）への憧憬や羨望がかなり強いようです。

ショートスリーパーとしてもっとも有名なのが、ナポレオン、エジソン。3〜4時間睡眠だったといわれています。また、世界的に有名な政治家、企業経営者、研究者のなかにも、ショートスリーパーで知られる人がいます。

そんなところから、「ショートスリーパー＝できる人」「ショートスリーパー＝

成功者」というイメージがあるのかもしれません。

まず知っておいていただきたいのは、**睡眠時間の長短は、遺伝的資質に規定されるところが大きい**ことです。

たとえば、短時間睡眠で平気な人の家族を見ると、親や兄弟姉妹も睡眠時間が短くて平気な人が多い傾向があります。ただ、これだけでは遺伝とはいいがたく、その家族の生活習慣、ライフスタイルの影響ということもあり得ます。

面白いのは双子研究です。一卵性双生児で一方がショートスリーパーの場合、成長してから違う環境で生活していても、もう一方の人も睡眠時間が短い場合が多いのです。ただし、それがひとつの遺伝子によるものか、複数の遺伝子の組み合わせで起こっているものなのかは簡単には判明しません。

以前、私たちは、短時間睡眠でも健康を維持している親子の遺伝子を調べていて、時計遺伝子のひとつに変異があるのを見つけました。これと同じ遺伝子の変異をもつトランスジェニックマウスをつくって睡眠状態を調べたところ、やはりほかのマウスに比べると睡眠時間が短かったのです。

こうしたことから、睡眠時間の長短はやはり遺伝的要素を無視できないと私たちは考えています。

「トレーニングすれば誰でもショートスリーパーになれる」と謳《うた》う人もいますが、もともと短時間睡眠の因子をもっていない人がそれをやろうとしても睡眠負債がたまるばかりなので、注意が必要です。

ナポレオンやエジソンのように**4時間ほどの睡眠で大丈夫だというショートスリーパーは、じつは全体の1％未満**。そのくらいまれな存在なのです。

短眠が短命をつくる？

そもそもショートスリーパーとは、**睡眠時間が短くても平気な人**のことです。短い睡眠時間でも、日中、睡眠不足でつらいと感じることがない、健康にもメンタルにもなんら支障をきたすことがない人。多くの人は、そういう因子をもっていません。

平均的な睡眠時間の統計では、どんなかたちでデータをとっても、正規分布（データ分布が平均値を頂点として左右対称の山型を描くようになること）になります。その平均値はおおむね6時間から8時間の間。

因子をもたない人が無理をして睡眠時間を短くしても、睡眠負債がたまってパフォーマンスが下がる、疾患リスクも高くなり健康被害が生じる、精神的にもイライラが募ったりするなど、いいことはありません。

「いや、自分は努力でショートスリーパーになれた」という人もいるでしょうが、そういう人はたまたま短時間睡眠の因子を潜在的にもっていたのでしょう。

ショウジョウバエを使った実験で、「ランダム・ミュータジェネシス」といって、特定の薬品を使って無作為に遺伝子に変異を起こすと、いわゆる活動期が非常に長くて、休息期が非常に短いものが出てきます。そして、この**休息期が非常に短い変異種のほとんどが、寿命が短い**のです。

ショウジョウバエの場合、一般的な「覚醒と睡眠」という定義にはあてはめられないので、これをそのまま人間の睡眠時間の長短に置き換えて言及することはできませんが、関連性がある可能性は高いと考えられます。

睡眠時間を減らして自分の稼働率を上げることができたら、一生でどれだけ時間を有効に使えるようになるかと考えると、ショートスリーパーの人をうらやむ気持ちもわかります。しかし、その結果、命を削ることになってしまったら元も子もありません。

自分も努力すればショートスリーパーになれるというような幻想は、むやみに抱かないほうがいいのです。

ちなみに、アインシュタイン博士は、10時間以上のロングスリーパーだったといわれています。ショートスリーパーだから偉業が成し遂げられるとは限らない、という好例でしょう。

眠ることでシナプスも整理される○。

私が学生だったころには、よく「四当五落」などといいました。睡眠時間4時間で頑張って勉強する人は受かり、5時間も寝てしまうと落ちるという意味で、睡眠を削って勉強した者が結果を出せるという精神論の典型のようなフレーズでした。

しかし、それが根拠のない俗説であったことは、さまざまな実験や統計によってすでに実証されています。

夕方に学習して知識を習得したり、身体で覚える技能を学んだりした後、睡眠をとるグループと、睡眠をとらずにそのまま起きているグループとに分けて、翌日に記憶の定着度を見る実験をすると、睡眠をとったほうが確実によく覚えています。特に身体で覚える技能に関する記憶は、睡眠をとることでよりしっかり定着、強化されます。

たとえ**一夜漬けをするにしても、徹夜をするのではなく、覚えてからできるか**

ぎり眠ることが大事です。

さらに近年、**睡眠時に記憶が整理されていることもわかってきました。**

レム睡眠中、学習時に増加したシナプスの樹状突起が形成されるのですが、レム睡眠によって「刈り込み」もされて、数が減ることが明らかになりました。つまり、細胞間のつながりは睡眠中に整理されることで強化されているのです。

脳の老廃物を洗い流す「グリンパティック・システム」

睡眠は、単なる休息の時間ではありません。

寝ている間に脳で行われているもうひとつの重要な働き、「グリンパティック・システム」についても併せて紹介しておきましょう。これも、ここ数年で明らかになってきたことです。

体内で産生された老廃物は、通常リンパ系に集められ、血管に流れ込んだ後、尿

1-2　グリンパティック・システム

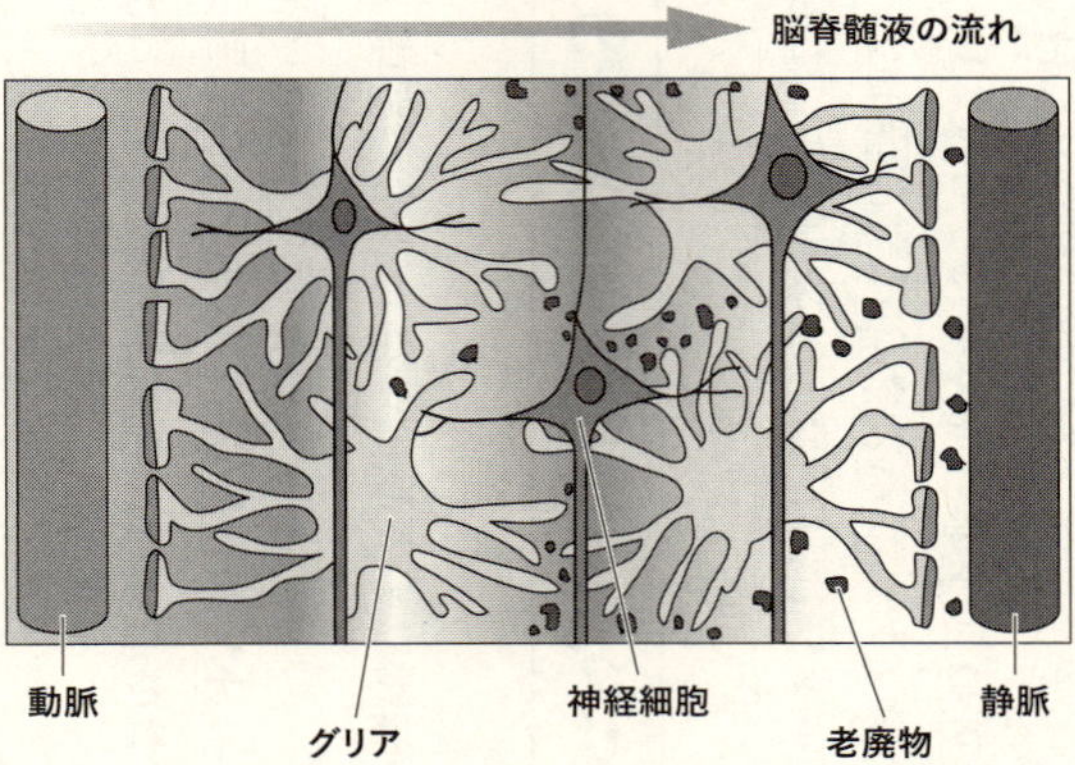

Iliff, J.J., et al., *A paravascular pathway facilitates CSF flow through the brain parenchyma and the clearance of interstitial solutes, including amyloid β*. Sci Transl Med, 2012. 4(147): p. 147ra111. より一部改変

として体外に排出されます。

　では、脳はどうでしょうか。脳は酸素の消費量も多く、活発に使えば使うほど、アミロイドβをはじめとする機能を果たしたタンパク質の老廃物も蓄積されていきます。

　ところが、脳にはリンパ系が通っていません。代わりに、神経細胞を補佐する役割を果たすグリア細胞の表面に水を取り込む仕組みがあり、「脳脊髄液《のうせきずいえき》」が脳内に取り込まれ、老廃物を洗い流しています。**これを「グリンパティ**

1-3　老人斑の蓄積に与える睡眠制限の影響

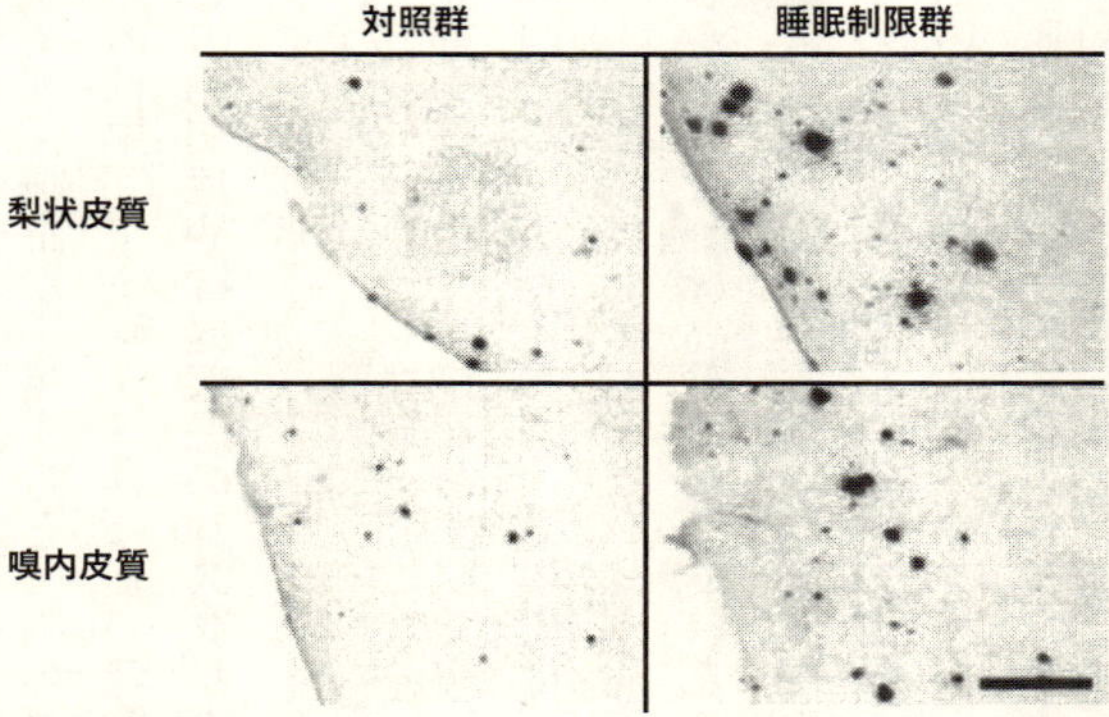

3週間の睡眠制限により、アルツハイマー病のモデルマウスの大脳皮質の広範囲で老人斑の蓄積が亢進する。
Kang, J. E. et al., *Amyloid-β Dynamics are Regulated by Orexin and the Sleep-Wake Cycle*. Science, 2009. 326(5955): p.1005-7, 2009

ック・システム」と呼びます（1-2）。

　このシステムは、睡眠中に活性化していることが判明しています。起きているときにも老廃物の除去は行われているのですが、**眠っているときのほうが、4〜10倍ぐらい活発に行われているのです。**

　覚醒時の脳には、たえずいろいろな刺激が入ってきます。さまざまな処理活動をしていて忙しい。しかし眠っているときは感覚が遮断されているので、集中的に老廃物の除去ができる。効率よく掃除するチャンスなのです。

つまり、睡眠が不足すると、脳のゴミ処理が十分にできないということです。

その結果、アミロイドβなどの**老廃物が沈着してしまうと、アルツハイマー病などの認知症や神経疾患のリスクが上がる**こともわかっています。

私たちのラボ（スタンフォード大学睡眠生体リズム研究所、SCNL）では、2009年、アルツハイマー病のモデルマウスを用いて、睡眠制限が脳内にアミロイドβの沈着を引き起こすことを世界で初めて報告しています（1-3）。

脳内でのアミロイドβの凝集斑は、「老人斑」とも呼ばれます。ヒトのアルツハイマー病で特に顕著で、これは不可逆な病理的な変化と考えられています。

しかし、これは高齢になっていきなり生じるものではありません。若いときの睡眠不足によって老廃物の沈着が多ければ、それだけリスクが高まるのです。アルツハイマー病の発症は遺伝の影響を強く受けるため、特に遺伝的に発症リスクが高い人は要注意です。

睡眠不足のツケは、目に見えないかたちでも確実に蓄積されているのです。

休日に長く寝てもすっきりしない人は……。

いまだに多くの人は寝だめについて誤解しているようです。

「週末に寝だめする」などとよくいいます。

しかし残念ながら、**睡眠は〝貯蓄〟できません。**

「来週忙しくて睡眠不足になる可能性があるから、いまのうちにたくさん寝ておきます」

こんなことは不可能なのです。

プリペイドカードのように、「チャージしてあるので、ここから差し引いて」という気持ちでいても、脳も身体もそうは認識してくれないのです。

休日には、平日よりもいくぶん長く眠るという人が多いと思いますが、それは事前の寝だめではなく、**すでに睡眠が不足している分を補填《ほてん》しているの**です。

眠りたいという欲求を「睡眠圧」といいますが、たとえば徹夜をした後は、睡眠圧が強い。目覚ましをセットしないでいい状態ならば、おそらく普段より睡眠時間は長くなります。睡眠不足分を補おうとするからです。

同様に、2～3日ぐらいの睡眠不足でしたら、その後の休日に長めに眠ることで不足分を取り戻すことができます。つまり、清算できるわけです。

ところが、3週間、4週間と不適切な睡眠量がつづくと、取り戻せなくなります。**睡眠不足が慢性化して、借金が雪だるま式にふくらんで返済のメドが立たなくなってしまう。そのにっちもさっちもいかなくなってしまう状態が、**「**睡眠負債**」なのです。

ただ、脳がどうやって「睡眠が足りている」とか「不足している」というのを測っているのか、またその代償機序（不足を満たすための仕組み）はあるのかなどは、まだわかっていません。ですから、どうしたら睡眠負債を代償できるか、という根本的なところもわからないのです。

したがって、いまいえることは「**とにかく眠るしかない**」ということです。

休日に普段よりも長く寝ても、疲れがとれた感じがしない、すっきりしないという人は、すでにかなり睡眠不足が累積している可能性があります。

普段よりよけいに眠らずにはいられない……、その状況がすでに慢性の睡眠不足、睡眠負債の兆し。自分では貯蓄のつもりでとっていた週末の長寝、じつは膨大な借金を一部返済しているに過ぎないのです。

睡眠はまだまだ謎だらけの領域

「なんだよ、睡眠ってまだわからないことばかりじゃないか」

そう思ったあなたは、正しいのです。

睡眠は、まだ明らかになっていないことがたくさん。まだまだ謎だらけの領域です。

誰にとっても身近なことであるにもかかわらず、長い間、睡眠は「単なる休息時間」であると見なされ、魅力的な研究分野ではありませんでした。

研究対象として大きな契機になったのは、1953年のレム睡眠の発見です。睡眠中に、激しい眼球運動があることがわかりました。そのときの脳波を測ってみると、起きているときと同じように、脳が活発に動いていたのです。そこで、急速眼球運動（REM：rapid eye movement）が見られる睡眠として「レム睡眠」と呼ばれるようになります。

大脳が休息している、まさに〝スリープモード〟に入っている眠り（ノンレム睡眠）と、活動している眠り（レム睡眠）——。なぜ2種類の眠りのモードがあるのか。それまで科学的研究の対象になっていなかった睡眠の分野に神経科学者が興味をもち、近代の睡眠研究がはじまったのです。

レム睡眠の発見とほぼ同時期に、**睡眠・覚醒は脳の自発的な活動によって引き起こされている**という概念が提唱されました。現在では自明の理ですが、当時では画期的なことでした。なぜなら、それ以前は、睡眠は受動的な意識消失状態で、部屋を暗くして音を立てなければ、脳は自然に眠る、と考えられていたからです。

こうした新しい知見を契機に、覚醒と睡眠、ノンレム睡眠やレム睡眠の調節機構を解明しようという機運が、神経科学者を中心に芽生えました。

そこから睡眠と関係した病気のことも徐々にわかってきて、「睡眠医学（sleep medicine）」という学問が形成されてきました。

睡眠にまつわる疾患や睡眠障害は、特定の臓器や器官の問題ではないので、包括的にアプローチしないと解明できません。医学の分野だけでも、神経内科、精神科、呼吸器科、耳鼻科、歯科、泌尿器科、循環器や内分泌……いろいろ関わりがあり、非常に幅広い。睡眠医学研究は非常に多岐にわたります。

しかしながら、睡眠の深さも、睡眠の質も、暫定的に判定しているだけで、いまなお、その本質はわかっていません。適正な睡眠時間も、どの程度の睡眠不足があるのかも、はっきりとわからない。睡眠中の現象としてはわかっても、機序がわからないこともあります。睡眠障害の機序がわかっていなければ、対症療法はできても根治はできません。

近年、新しい発見、知見もいろいろありますが、それでも**睡眠についてはっきりわかっていることは、まだ全体の10％にも満たない**のではないかと私は思っています。そのくらい、まだ謎多き分野なのです。

〃根拠なき情報〃を見抜く3つのポイント

巷《ちまた》に流布《るふ》している睡眠にまつわる情報は、率直なところ「玉石混淆《ぎょくせきこんこう》」状態です。とても有意義な内容もあれば、睡眠研究に携わっている立場からすると、「いったい何の根拠があって、そんなことをいっているのか」と首をかしげたくなるような情報もあります。

ネット上には、どんな立場の人がどういうスタンスでいっているのかよくわからないような無責任な情報もあふれ返っています。私はアメリカ生活が長いのですが、**日本は特に睡眠に関して、誤った情報が平然とまかり通っている**ように思われます。

睡眠の問題はパフォーマンスや健康に大きく関係してきますから、誤った情報を真に受けて信じ込んでしまうと、効率も上がらず、健康を損ねてしまう場合もあります。

まだはっきりと解明されていないことが多いだけに、「これこそが正解」といいきれない要素が多く、情報の真贋《しんがん》を見抜くことは難しいかもしれませんが、**根拠に乏しい情報にまどわされないように、よく注意してもらいたい**と思います。

情報の取捨選択にあたって、心がけていただきたいポイントを述べておきましょう。

① どういうスタンスに立って書かれたものか
② 「なぜそうなのか」の言及がなされているか
③ 自分（あなた）は情報をどう活かしたいのか

①は、その情報がどういう立ち位置から発信されているものか、ということです。睡眠という「生理学」に基づいた知見と、睡眠が関わってくる「時間術」や「処世術」の情報とでは、当然、視点が異なります。どんな立場の人が発した情報なのか。誰が責任をもって情報発信しているのか。それが明確なものかどうかを確認しましょう。

②は、睡眠に「これはいけない」とか「これをやりなさい」といったアドバイスがある場合、「なぜそうなのか」がきちんと説明されているかどうかをしっかり見

ることです。それは納得できる内容でしょうか。根拠が説明されていない情報は、安易に信じ込まないほうがよいでしょう。

③は、あなた自身の姿勢の問題です。自分の睡眠をどういうものにしていきたいか、それが定まっているかどうかで知識や情報の受けとめ方も当然変わります。

睡眠は「生理学」と「時間術」とで分けて考える ○o。

睡眠の基礎となるのは、生理学です。生物としての根本的な生体リズム、体温やホルモンなどの身体のメカニズム、脳神経科学といったバックグラウンドあってのものです。

日本で睡眠に関する間違った情報が多いのは、そういう専門的な知識をしっかりもたない人が睡眠のことを語ってしまうところにも、ひとつの原因があるのではないでしょうか。そこの線引きが、日本は少し甘いように私は感じています。

たとえば、時間術や処世術の啓蒙をする人が、パフォーマンスを上げるにはどういう睡眠のとり方がいいかを語る場合と、睡眠について生理学に依拠して語る場合とでは、そもそもの土俵が違うのです。まずはその点を踏まえておく必要があります。

時間術や処世術という観点の場合、ときにはその人自身の経験や個人的見解に基づいた意見を、一般論として語っているようなこともあります。

睡眠は個人個人で振れ幅があり、「これが唯一無二の正解」とはいえないだけに、いろいろな考え方を展開したり、提唱したりしやすいのです。

ですから、もし「睡眠研究をしている専門家の知見はそれはそれで理解したけれど、自分は時間術やパフォーマンスをよくすることにより強く価値を感じているから、ショートスリーパーを目指したい」という人がいるとしたら、それもひとつの考え方、生き方です。それで昼間やたらと眠くて困るとか、健康に問題が出てこないのであれば、実践してみるのもいいでしょう。

「自分（あなた）は情報をどう活かしたいのか」とは、結局そういうことです。

日本人は、「ほかの人は何時間寝ているのか」「平均はどうか」といったことを意識しすぎるきらいがあります。人がどうしているかと比較することは、自分の眠りの解答に直結していません。

自分はどういう生き方をしたいのか。そのために睡眠はどうあることが望ましいか。

自分の軸をもち、主体的に考える必要があるのです。

自分にとって必要な眠りとは――。睡眠の知識をつける目的とは、それを考えられるようになることにある、私はそう考えています。

「眠育」から大人の眠りを考える

最近、子どもたちの睡眠に対する意識を高めようという教育が各地ではじまって、成果を上げはじめています。

その代表例が、大阪府堺市の「眠育《みんいく》」、睡眠教育です。

健全な睡眠がとれないことで、生活のリズムが乱れ、不登校になってしまう例が多いことに目をとめた中学校の先生が、子どもたちに睡眠の大切さを教えようとしてはじめたプロジェクトです。

私も見学に行ってみました。

この活動の中心になって指導している木田哲生教諭、熊本大学名誉教授で小児科医の三池輝久先生が協力して、『「みんいく」ハンドブック』（学事出版）も出しています。小学校低学年用、高学年用、中学校用と3種類あり、それぞれの年齢に合わせて、睡眠の大切さ、睡眠不足によって生じる問題などが、わかりやすくまとめられています。

眠育をはじめてから、学校不適応、不登校、情緒障害などが明らかに減少、特に不登校は3年で30％ほども減ったそうで、堺市では市全体で眠育に取り組むようになったといいます。30％という数値は、科学的には「意味」が少ないため（たとえば、3人が2人になった場合でも33％減少と見なされます）、木田先生とともに、同じ堺市で眠育が行われていない学校の不登校の推移と比較を行いました。その結果、眠育実施校では統計的に有意な減少が認められました（1－4）。

1-4　大阪府堺市内の眠育実施校と未実施校の不登校千人率

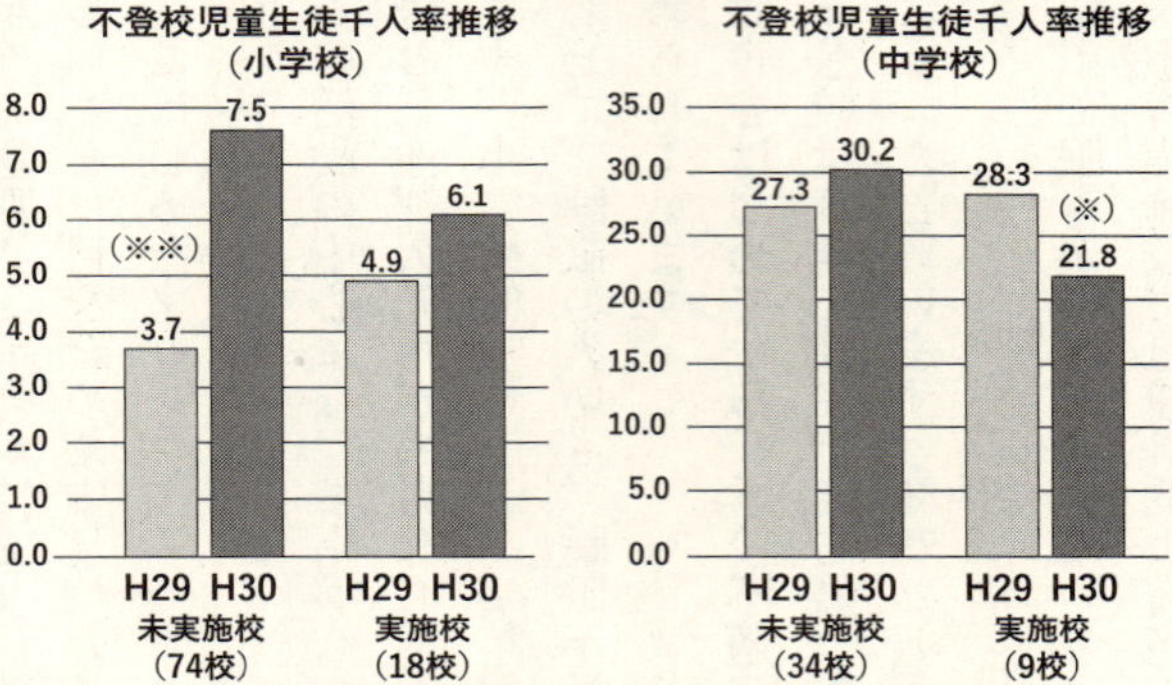

平成29年と30年における不登校者数の推移を眠育実施校と未実施校それぞれで統計解析(χ^2検定)を行った結果、小学校においては、未実施校では不登校が有意に増加していたのに対し、実施校では増加が穏やかになっていた。また、中学校においては、実施校で不登校が有意に減少していたのに対し、未実施校では増加する傾向が見られた。なお、有意な変化は1％水準(※※)および5％水準(※)での判定。

私が感激した睡眠啓蒙絵本が、『ねこすけくんなんじにねたん?』(木田哲生・伊藤桃代〈編著〉/リーブル刊)です。三池輝久先生が監修し、木田哲生教諭と幼稚園教諭である伊東桃代さんが編著、絵本作家のさいとうしのぶさんが描かれた絵本で、夜ふかしがよくない理由を理解しやすいので、小さな子どもにうってつけです。こうした絵本はとても良いと思い、続刊として私が監修し、さいとうしのぶさんの絵による『ねこすけくんがねているあいだに』(木田哲生、伊東桃代〈編著〉/リーブル刊)を出版しました。

これらの本は大人も触発される内容です。子どもたちにもわかるように睡眠の大切さを説明し、幼児のうちから両親とともに睡眠の重要性を知り、良い習慣を身につけてもらえればと願っています。

眠育のもうひとつの例は、奈良県にある中高一貫の私立校・西大和《にしやまと》学園。東大・京大に多くの合格者を出す進学校です。この学校では、寮生活をしている生徒たち（全体の1割弱）を対象に、睡眠指導プログラムを導入しました。

睡眠に関する基礎知識の講義を行い、「いい睡眠」を得るためにはどうしたらいいかを一人ひとりが自分で考え、睡眠医療専門医（東京慈恵会医科大学教授・太田睡眠科学センター所長、千葉伸太郎先生）の指導のもとに、自分で自分の睡眠プログラムを組むのです。

これによって、**睡眠に対する意識が変わると共に、日常の生活態度が改善し、成績にもいい影響が出てきている**そうです。

睡眠のとり方というのは、これまで各家庭に任されてきたことで、学校では教えてくれないことでした。

しかし、いかに睡眠が大切かを知ることで、子どもたちの生活パターンは変わります。その効果を実感すると、自分で率先して「いい睡眠」を手に入れようと、自分の眠りに対して主体的になっていきます。

私は、**大人にもこうした睡眠への意識の切り替えが大いに必要だ**と思っています。当然、企業単位でもこうした取り組みや意識改革があってもいいのではないでしょうか。

まずは、ついつい睡眠を削ってしまう悪しき思考のクセを捨ててください。

自分にとって最良の睡眠スタイルを獲得するために、今日から何か新しい習慣をはじめてみましょう。

第２章

「睡眠負債」を いかに 解消するか

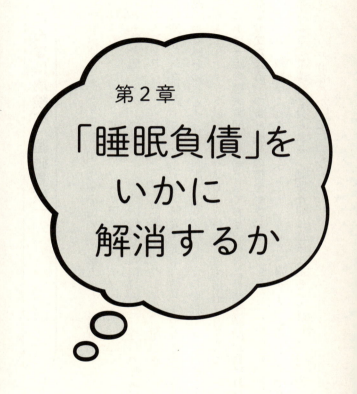

こんなに危険な「睡眠負債」○。

「睡眠負債（sleep debt）」という表現を用いて、積み重なる睡眠不足に警鐘を鳴らしはじめたのは、アメリカ人のウィリアム・C・デメント教授です。

私も籍を置くスタンフォード大学睡眠研究所の創設者で、今日の睡眠研究を牽引してこられた第一人者。米国では「睡眠医学の父」とよばれています。レム睡眠を発見したシカゴ大学のクライトマン研究チームのひとりでもあり、急速眼球運動のある睡眠のことを「レム睡眠」と呼びはじめたのもデメント教授でした。残念なことにデメント教授は２０２０年6月に92歳で逝去されました。

「ヒトは一定の睡眠時間を必要としており、それより睡眠時間が短ければ、足りない分がたまる。つまり眠りの借金が生じる」

デメント教授はこれを「sleep debt」と呼び、「**借金がたまると、脳や身体にさまざまな機能劣化が見られる。睡眠不足は危険である**」と呼びかけたのです（２－１）。１９９０年代のことです。

2-1 「睡眠負債」のイメージイラスト

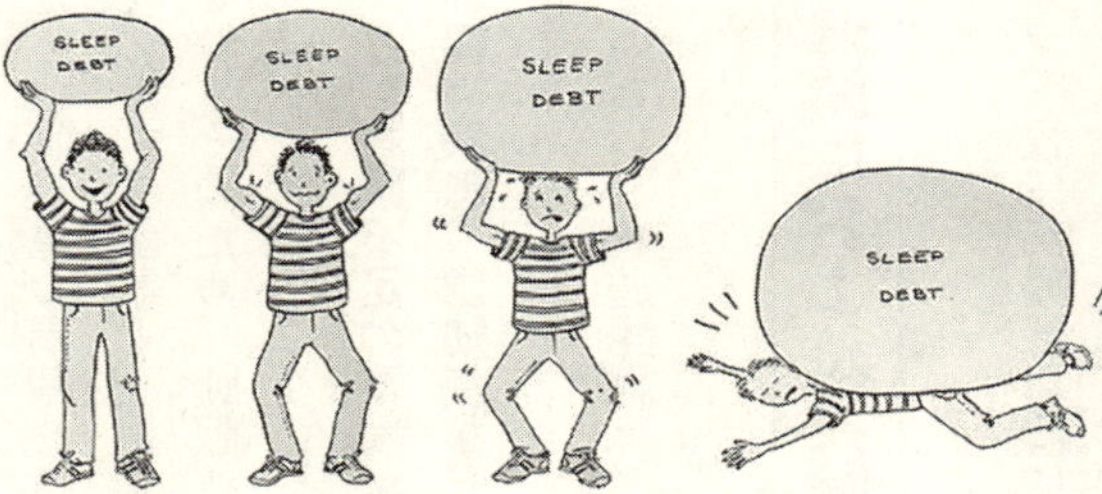

スタンフォード大学デメント教授より提供

アメリカでも、日本と同じように「睡眠不足（sleep insufficiency）」という言葉は一般によく使われています。では、睡眠不足と睡眠負債はどう違うのか。

いうなれば、「手持ちのお金が足りず、借りをつくるものの、すぐに返済できる状態」が「不足」、「借金に次ぐ借金で、借りがどんどんふくらみ、返すあてもなく、にっちもさっちもいかなくなる」のが「負債」。こう考えると違いがわかりやすいでしょう。

睡眠不足が積み重なり、慢性化してしまうことで、睡眠負債に陥《おちい》るのです。

日本で「睡眠負債」という言葉が流行語になるほど広まったのは、2017年にNHKの番組が取り上げたことがきっかけでしたが、睡眠研究に携わっている人たちは以前から使っていた言葉でした。

ただ、睡眠不足の累積を意味する比喩《ひゆ》表現として用いていたので、睡眠負債の概念そのものを議論し、医学的に定義づけするようなことはあまり行われてきていません。そのため、睡眠負債についての認識は、研究者によって微妙にニュアンスが違うようなところもあります。

しかし、**睡眠不足の蓄積が、がん、糖尿病や高血圧などの生活習慣病、うつ病などの精神疾患、認知症など、さまざまな発症リスクを高める**ことが、各方面の研究結果から明らかになってきており、睡眠負債の増大に歯止めをかけなくてはいけないという共通認識は、研究者の間で非常に高まっています。

4週間におよぶ実験でわかったこと

デメント教授が睡眠負債について説明するときに、よく用いていた実験結果があります。１９９４年に行われた４週間におよぶ睡眠時間計測の実験です。

2-2　毎日14時間ベッドに入ると睡眠量はどうなる？

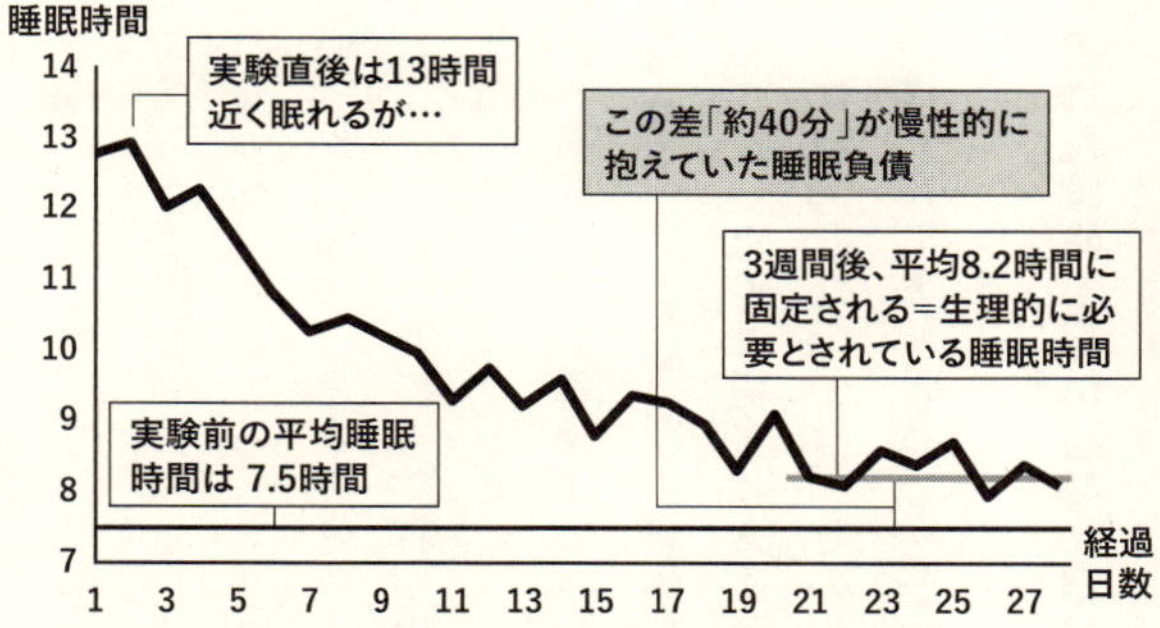

寝たいだけ寝ても、睡眠不足解消に3週間かかる！

『スタンフォード式 最高の睡眠』、Dement, W.C., *Sleep extension: getting as much extra sleep as possible*. Clin Sports Med, 2005. 24(2): p. 251-68,viii.

若く健康な8人の被験者に、毎日同じ時間にベッドに入り、好きなだけ眠ってもらいます。ルールとして、眠れても眠れなくても、必ず毎日14時間ベッドで横になっていることを課しました。そして4週間にわたっての睡眠時間の変移を調べたのです（2－2）。

もっとも典型的な被験者の場合、実験前の平均睡眠時間は7・5時間でした。はたして睡眠時間はどう推移するのか。

実験初日は、ベッドにいなければいけないと決められた14時間のうち、13時間眠れた。

2日目も、13時間近く眠れた。

ところが、日を追うごとに睡眠時間は減少し、1週間ぐらいすると、ベッドに入っても4〜5時間は眠れないようになった。

これをつづけたところ、3週間後に、睡眠時間が8・2時間になり、それ以上睡眠時間が減ることはなくなりました。そこで固定したのです。

このことから、この被験者が生理的に必要とする睡眠時間は、8・2時間であろうと判定されました。

健康で睡眠に特に問題はないということで実験に参加した人にも、じつは約40分（実験前平均7・5時間→実験後平均8・2時間）の眠りの借金がありました。本人の自覚がないなかで借金はたまっていたのです。

さらに見逃せないのは、その約40分の睡眠不足状態から、自分にとって適正な睡眠時間に戻るためには、毎日好きなだけ寝ても3週間もの時間を要したことです。

たまった睡眠不足は容易に取り戻せない。だから負債になっていきやすいのです。

そこに留意してほしいと、デメント教授は一般の方向けの講演でよくこの実験のことを語っていました。

6時間睡眠でも気づかぬうちに劣化!?

睡眠不足は、自分では気づかないうちにたまっていることが多いということを示すこんな実験結果もあります。

ペンシルベニア大学などの研究チームが行なった実験では、「6時間睡眠を2週間つづけると、集中力や注意力は2日徹夜した状態とほぼ同じレベルまで衰える」という結果も発表されています。

ふた晩徹夜をすると、疲れや眠気で頭が働かないという感じをはっきり自覚できますね。ところが、この実験で6時間睡眠を2週間つづけたグループは、自分の疲労やパフォーマンスの劣化を自覚できなかったのです。

自分でも気づかないうちに蓄積されていく、それが睡眠負債の怖さです。

知らず知らずのうちに借金が雪だるま式に増え、気づいたときにはどうしようもないほどにまでふくらんでしまう。そうなると精神的にも追いつめられ、身も心も破綻《はたん》しかねません。

「自分は毎日6時間も寝ているから大丈夫」

こんなふうに思い込んでいるあなた、本当に大丈夫でしょうか。

生理的に身体が必要とする睡眠時間は人によってそれぞれですから、一概に6時間が少なすぎるとはいいきれませんが、**ミスや事故、取り返しのつかない失敗は、危ういという自覚症状がないときにこそ起こりやすい**のです。

長距離トラック運転手や深夜バス運転手による居眠り事故なども、不規則な勤務体制による慢性的な睡眠不足が原因で起きることがしばしばあります。古くは、チョルノービリ原発事故、スペースシャトル・チャレンジャー号の爆発事故なども、職員の睡眠不足や過労が関係していたといわれています。

10年後の死亡率がもっとも低かった睡眠時間は？

ヒトは一定の睡眠時間を必要としている。では、その「一定の睡眠時間」とは何時間なのでしょうか。

睡眠はまだメカニズムがわかっていない点も多いため、疫学《えきがく》（集団の現象から、病気の原因や影響などを研究する学問分野）が参考にされます。

2002年、カリフォルニア大学サンディエゴ校の研究チームが、保険会社とアメリカがん協会の協力のもと、110万人を対象にして行なった疫学調査の結果を発表しました。110万人という大規模な調査だったため、これは当時、メディアでも話題になりました。

これによると、**アメリカにおける平均的な睡眠時間は男女とも7・5時間**という結果でした。当然、ばらつきはあります。3時間、4時間睡眠の人もいれば、10時間以上の人もいます。ただ、データは平均値を頂点として正規分布していました。

この調査チームは、6年間にわたって追跡調査を行い、睡眠時間と死亡率の関係も調べています。それによると、**もっとも死亡率が低かったのは、睡眠時間が約7時間（6・5時間以上7・5時間未満）の人たち**だったことがわかったのです。

睡眠時間が短い人、たとえば3時間睡眠の人たちの場合、死亡率は1・3倍ほど高かった。一方、10時間以上の睡眠時間が長い人もまた、死亡率が上がっているという結果でした。

じつは、これと同じような調査結果が、日本でも出ています。

名古屋大学の研究で、40歳から79歳の男女約10万人について10年間の追跡調査をしたもので、平均睡眠時間は男性7・5時間、女性7・1時間。

10年後の死亡率がいちばん低かったのは、睡眠時間が7時間（6・5時間以上7・5時間未満）の人たちで、睡眠時間がそれより短くなるほど、あるいは長くなるほど、死亡リスクが増しているという結果でした。

理想の眠りを獲得するための3原則

よく質問されます。

「睡眠負債がたまってしまったら、どうやって解消すればいいのでしょうか？」

この問いに対する私の答えはじつに単純です。

「それは『眠る』しかありません！」

睡眠負債は眠ることでしか解消できません。眠りの借金は眠りでしか返せないのです。

しかし、現代は誰もかれも忙しい生活を送っています。もっと眠りたいと思っても、なかなかその時間がない。

そこで、せめて睡眠の「質」をよくしたいと考える。

「質のよい睡眠を得るための○○」という情報を求め、そういう売り文句の睡眠関連商品に手が伸びるわけです。

確かに、睡眠の質は大切です。時間的に十分眠れていても、眠気、睡眠圧がしっかり放出されなかったり、疲れがとれなかったりするのは、よい眠りとはいえません。質のよい睡眠をとれることが大事であることは間違いありません。

では、質さえ高められれば、時間は短くても大丈夫なのか。

そんなことはありません。

やはりある程度の時間眠らないことには、睡眠負債は改善しません。**「量」と「質」、どちらも確保されなければダメ**なのです。

理想の眠りを獲得するためには、

① 量（時間）が十分足りている

② 質のよい眠りである

③ すっきりと目覚められる

この3つの条件を充《み》たすことが大切です。

まずは睡眠時間の確保。忙しいと睡眠の短縮で帳尻合わせをしようとする傾向の人は、特に心がけたいことです。**睡眠時間をきちんと保持することを優先させる習慣をつける。**

必要な睡眠時間は人それぞれですが、**指標としてひとまずは7時間程度を目安にする**のがいいと思います。自分はもともとショートスリーパーである、ロングスリーパーであるという自覚のある人は、自分の眠りの状態を考えて増減してください。

睡眠の質というのはなかなか測りにくいものですが、眠りの満足度がはっきりと出るところがあります。

それが、目覚めのすっきり感。

短時間の昼寝や仮眠でも、起きたときに非常にすっきりしているときがありませんか？

目覚めがすっきりしていると、「気持ちよく眠った」という満足感があります。**爽快な目覚めは、眠りにおいてかなり重要な条件**なのです。

ですから、すっきりとした目覚めが得られた眠りを「快眠」の尺度にして、質の高い眠りにつながる睡眠環境を整えていくのです。

時間帯よりも、「最初のノンレム睡眠」が大事 ○o。

睡眠の質を上げるためには、いろいろな条件があります。身体がもとももっている生体リズム、寝室の光や温度、寝具との相性……。留意点は数えきれないほどありますが、最大の注意ポイントが「**寝入りばな、最初のノンレム睡眠を深くしっかりと眠れるようにする**」**こと**です。

これを私は「黄金の90分」と名づけました。睡眠周期が90分ではない人、80分の人でも120分の人でも、とにかく最初のノンレム睡眠を「最高の眠りにする」という意識をもつことが大事なのです。

なぜ最初のノンレム睡眠が肝心なのか。

睡眠には、果たすべき役割がいろいろあります。

そのひとつが「ホルモンバランスの調整」です。

睡眠中には、「グロースホルモン（成長ホルモン）」の分泌が活性化します。成長ホルモンは子どもだけでなく、大人でも分泌されます。高齢者になると量は減ってしまいますが、分泌は行われます。

このグ**ロースホルモンが、細胞の増殖、正常な代謝の促進などの役割を果たす**のです。いわばアンチエイジングの強力な味方。「寝る子は育つ」だけでなく、「寝る大人は衰えない」のです。

女性向けの美容記事などには、このホルモンは午後10時ごろから午前2時ごろ（いわゆるシンデレラタイム）に活発に分泌されるなどと書かれていることがありますが、じつは時間帯はあまり関係なく、**入眠直後の深い眠りのなかで70～80％が分泌される**のです。

ですから、この時間帯に寝ても、「入眠直後に深くて持続するノンレム睡眠」が出ないと、効率的にグロースホルモンが分泌されなくなってしまうのです。

最初に深い睡眠が出ると、その後の睡眠リズムが整いやすいこともわかっています。

眠りの最初の90分できちんと深い睡眠が出る正常なパターンの眠りが得られる

と、いまいったグロースホルモンの分泌だけでなく、副交感神経が優位になって自律神経のバランスが整い、睡眠中に休息でき、脳の老廃物の掃除、免疫機能の活性化といった働きもスムーズにいくのです。

また、最近の研究では、**最初の深いノンレム睡眠時に海馬《かいば》から大脳皮質へ記憶情報が移動し、保存される**、という報告もあります。深いノンレム睡眠やレム睡眠は嫌な記憶を消去する役割がある、とも報告されています。

睡眠はどの段階にもそれなりに役割があって大事ですが、まず何を確保すべきかといえば、やはり最初に深く眠ること。寝入りばなが肝心なのです。

「睡眠慣性」を避けるには

正常な睡眠パターンでは、睡眠サイクル前半に深い睡眠が出やすく、睡眠後半、つまり明け方には深い睡眠は出ません。

明け方になると、脳はコルチゾールというストレスホルモンを副腎皮質より放出させ、体温も上昇しはじめ、覚醒・再起動に向けて準備をはじめます。だから、深いノンレム睡眠は出現せず、比較的レム睡眠が長くなるのです。**浅いノンレム睡眠やレム睡眠では起きやすい条件が整っているので、すっきりと快適な目覚めとなります。**

一方、深いノンレム睡眠のときは、脳がスイッチをオフにしてコンディショニングしているときなので、なかなか起きられず、目覚めもよくありません。目が覚めても、ボーッとしてなかなか頭が働かない状態を「睡眠慣性（sleep inertia)」といいます。**深い睡眠の途中で起きなければならなくなると、睡眠慣性が出ます。**

たとえば、朝、家族に起こされて何か受け答えをしたらしいけれど、自分ではそのことを覚えていないといった状況は、まさに睡眠慣性。頭が覚醒状態に切り替わらず、ぼんやりしているのです。

すっきり目覚められない原因として考えられる第一は、**強い睡眠不足、睡眠負債がたまっていて、物理的に寝足りない**ということ。

第二に、**睡眠パターンが乱れている**ということ。睡眠の後半、明け方に深い眠りが出るような状態になっているので、目覚めが悪いのです。

なにがしかの睡眠障害がある場合もすっきり目覚められないことが多いですが、これも睡眠パターンが乱れて、本来なら起きる態勢ができはじめる朝方の眠りのリズムになっていないことが考えられます。

すっきり起きられるようにするためには、やはり眠りの最初の段階で深いノンレム睡眠に入り、睡眠圧を放出することが大切です。そうすることで、後半の眠りのパターンが安定しやすくなるのです。

なかなか寝つけないときには……

「なかなか寝つけなくてつらい……」

誰でもそんなことがありますね。

眠りにつくまでの時間を「入眠潜時《にゅうみんせんじ》」と呼びますが、いったいどれくらい眠れないと人は「眠れない」と感じるのでしょうか。

明かりを消して目を閉じてから、15分以上眠れないと、ちょっと「寝つけない」と感じはじめます。この状態が30分つづくと、「眠れない」ことにかなり苛立《いらだ》ちを感じます。

「なかなか寝つけなかった」と不眠を訴える人の多くは、実際の時間よりも、眠れないと感じていた時間を長く申告する傾向があります。たとえば、実質的には20分程度だった場合でも、1時間以上と言ったりします。

「まだ寝られない、まだ寝られない」と神経質になり、眠りにつけないことがプレッシャーになってしまうのが「不安神経症」による不眠症です。

眠れないときは、無理して眠ろうとしないことが大切です。

通常、夜になると1日の活動の疲れを感じて睡眠圧が高まっています。睡眠圧が高くなって寝るから、自然なかたちで最初に深い眠りに入る。そこで睡眠圧が一気に放出されます。つまり「眠りたい」という欲求が解消されるわけです。

眠くないのに「眠らなくては」と無理して眠ろうとすると、自然な入眠になりません。睡眠圧があまり強くないと、寝入ってすぐに深い睡眠サイクルへと入りにくくなってしまいます。眠れても、すぐ目覚めたりして、健常な睡眠パターンにならない可能性があるのです。

寝つけないと感じたら、一旦ふとんから出て、カフェインの入っていない飲み物でも飲んでみるとか、自分の気持ちを落ち着かせ、眠りに誘《いざな》ってくれるような音楽を聴くとかするといいでしょう。そのときには、スマホをいじったりしない、煌々《こうこう》と明かりをつけない、といったことにも注意しましょう。

では、いい寝つきとは何分ぐらいで眠れることでしょうか。

私は、**10〜15分ぐらいが妥当**ではないかと思っています。

調査をすると、若い世代、特に10代、20代はかなり寝つきが早い。1〜2分でストンと眠りに落ちる人もいます。

年齢が上がると、もう少し時間がかかるようになります。

若くて健康で、睡眠に特に困ったこともなく、目覚めもすっきりしているならいいですが、**30代後半以上で「あっという間に眠れる」人は、ちょっと注意が必**

要です。

というのは、「自分は寝つきがいい」「どこでもすぐに眠れるのが強み」と思っている人のなかには、じつは睡眠負債がたまりすぎて脳が疲労困憊《こんぱい》しているケースもあるからです。気をつけないと、そのツケはどこかで噴出するかもしれません。

ちなみに私自身は、読書などしていてそのまま入眠することが多いのですが、就床してから入眠までは10分程度であることが多いです。

自分だけの「最適解」を知るには

「自分に必要な睡眠時間はどのくらいか」を知るためには、まず現在の睡眠時間を記録してみましょう。

これには、アクティグラフやスマホアプリが有効だと思います。

自分で記録を書き記すと、どうしても主観的になりがちです。ついメモをとり忘れて、後からおぼろげな記憶で書くといったことも、正確さを欠く原因になります。

睡眠障害がある人に、睡眠時間を自己申告してもらうと、実情とはずれた記載をする人が少なからずいます。特に不眠を感じている人は、睡眠時間を過少申告しがちです。実際よりも「眠れていない」と感じているからです。

虚偽の記載をしてしまう人もいます。

昼間、強い眠気が襲って授業を受けられない高校生がいました。自己申告によれば、夜は普通に寝ているといいます。症状観察と睡眠脳波をとる目的で入院しました。すると、夜中に何時間もスマホでゲームをしていたことがわかったのです。それが昼間の眠気につながっているという意識が本人にはなかったので、実際よりも寝ているかのようなことを医師には言っていました。

この学生の睡眠脳波検査では、代表的な過眠症であるナルコレプシーに特徴的な、入眠直後にレム睡眠が出現するといった異常所見も見られました。極度の睡眠不足やリズムの異常では、こういった通常見られない異常所見も出現します。

本人の自己申告、自己記録と違い、簡易睡眠計測装置の場合は、ウソをつかないし、記録忘れもありません。正確な睡眠時間や、睡眠効率（就床中の何パーセント寝ているか）等の計測精度を期待することはまだ難しいですが、大まかな睡眠時間とそのタイミングは、かなり忠実に出してきます。

しかも継続記録が可能です。2週間ぐらいのデータをとれば、自分の日ごろの睡眠パターンを可視化できます。

そして、目覚ましをセットする必要のない休日に、自然に目覚めるまで好きなだけ寝てみてください。いったい自分の身体はどれくらい眠りを欲しているのか。ひと晩の結果だけではわかりにくいので、「好きなだけ寝る」日を何回か設けてみるほうがいいと思います。

日ごろの睡眠時間より2時間以上眠ってしまうようなら、睡眠負債は相当たまっています。普段の睡眠時間を、意識的に30分増やしてみてください。

3カ月それをつづけて、また休日に好きなだけ寝ます。約40分の不足でも、適正な睡眠に戻すまでに3週間かかったという実験結果を思い出してください。そう簡単には適正睡眠には戻らないでしょうが、少しずつ時間差を縮めるように心がけて、平日の睡眠時間を調整していきます。

睡眠時間が適正値に近くなると、目覚めの気持ちよさや日中のパフォーマンスの向上を実感できるようになるはずです。

どれだけ眠る必要があるのか――。この問題は外側に答えを求めてもダメです。「ほかの人は何時間眠っているのか?」と他者と比較した時間の長さにこだわるのではなく、自分の身体の声を聴く。

自分の「最適解」は自分で探り出すしかありません。**自分に必要な睡眠時間、その答えは自分の身体のなかにしかないのです。**

昼寝は「午後3時以前で、30分以内」がコツ

最近、あちこちで昼寝を推奨するところが増えてきました。

なぜいま、昼寝が見直されているのか。

これはやはり睡眠負債の影響抜きには考えられません。

本来、夜に十分な睡眠がとれていれば、昼寝をする必要はなかったのです。しかし、社会全体に慢性的な睡眠不足の人がものすごく増えました。

そういう状況のなかで、**仮眠をとった後の脳波や認知機能などを調べたところ、パフォーマンスが上がることが実証されて、昼寝が積極的に推奨されるようになってきた**のです。

睡眠不足の根本解決になるわけではありませんが、**対症療法的に睡眠の不足分を補おう**ということ。それがここ最近、昼寝の効用がいわれるようになった理由です。

アメリカでは、短時間の仮眠でパフォーマンスの効率を上げることを「パワーナップ（power-nap）」と呼んでいます。居眠りやうたた寝を意味する「nap」と「power-up」とを引っかけた造語ですが、これが睡眠不足を痛感している現代人の感覚にフィットして、いまや一般名詞のように使われています。

仮眠する時間は20分くらいが妥当だとか、寝る姿勢はこうがいいとか、パワーナップをより効果的にするためのコツがいろいろ喧伝《けんでん》されています。

日本でも、一部の学校や企業で短時間の昼寝を導入したところ、午後の授業や仕事に取り組む姿勢が前向きになった、成績が上がったという話を聞いたことがあります。

厚生労働省の主導する「健康づくりのための睡眠指針２０１４」のなかにも昼寝についての言及があり、「午後3時以前で、30分以内の短時間が望ましい」とあります。

よく昼寝は30分未満にしたほうがいいというのは、それ以上長いと深い眠りに入ってしまい、起きたときに睡眠慣性が出てしまいやすいからです。また、夕方にかけて長く寝てしまうと、睡眠圧が下がって、夜、眠くならず就寝時間が遅くなりやすいことや、夜の睡眠で最初に深い睡眠サイクルが出にくくなるといったこともあります。

あくまでも脳の疲れをひと休みさせるための仮眠であり、長くは寝ない、それがパワーナップのポイントです。

電車で寝ても、二度寝してもいい

日本人は電車のなかでよく寝ているというのは、以前から日本を訪れた海外の人たちが驚くことのひとつでした。日本のビジネスパーソンがいかに睡眠不足であるかを端的にあらわしているとも、電車で眠りこけても窃盗事件が起きない治安のよさのなせる業だともいわれます。

「ネットを見ていたら、『帰りの電車で寝てはいけない』という記事があったんですよ。私は寝るのが普通になっているのでどきりとしました。やっぱりよくないんでしょうか」と聞かれたことがあります。

おそらくその記事は、帰宅する電車のなかで寝てしまうと夜の睡眠に影響するという理由で書かれたものだと思われます。

確かに、夕刻以降の居眠りは夜の睡眠に弊害を及ぼすリスクがあります。特に子どもではこういった影響は顕著です。

ただ、これも睡眠不足との兼ね合いではないでしょうか。

原則としては、夜しっかりと睡眠をとって、睡眠不足をため込まないようにしたほうがいい。居眠りをしないで済むなら、それに越したことはありません。

しかしそうできていない現実があるから、眠くなる。であるならば、疲れがたまっている帰りの電車で運よく座ることができれば、居眠りくらいしてもいいのではないかと私は思います。

その結果、夜、眠れなくなってしまう人は避けたほうがいいですが、電車の揺れに身を任せてまどろむことで、多少、疲れが癒《い》えるような心持ちのする人もいるでしょう。

眠いときは、身体が睡眠を欲しているのです。

週末に長寝をしてしまうのは、すでに睡眠不足がたまっている証拠です。同様に、電車で寝てしまうのも、睡眠不足のあらわれ。そんな自分の睡眠の不足分を、どこでどのように補っていくか。

通勤電車のなかで眠ることも、自分のパワーナップのひとつになっている、と思えるようであれば、けっして悪いこととはいいきれないと思います。

二度寝も同じです。

よく「二度寝はいけない」といいますが、私は**二度寝そのものの善し悪しよりも、「二度寝を必要とする普段の睡眠状態」のほうがむしろ問題**だと思います。

スッと起きられないということは、それだけ身体が睡眠を欲している、つまり睡眠圧の放出が十分ではないのです。そこを考えて上手に二度寝できれば、二度寝は悪者とはいえません。

「タイム・ウインドウ　アラーム」ですっきり目覚め

目覚めがすっきりとしていると、眠りの満足感は高い。つまり、一度目の目覚ましですっきり起きられないときは、睡眠サイクルのなかでいい起床のタイミングではない可能性があります。だから、すっきり起きられるタイミングまでもう少し寝る。ノンレム睡眠のときに起きようとすると、睡眠慣性が出やすいのです。

起きやすいのは、レム睡眠のとき、特にレム睡眠の始めと終わりごろ。朝方はレム睡眠が長くなっているはずなので、本来なら起きやすいタイミングが増えているのですが、一度でさっと起きられないということは、バッドタイミングだったと思われます。

だから、**眠りのモードが変わるタイミングを想定して、20分くらい間隔をあける**。そうすると、すっきり起きられる状態に移っている確率が高いわけです。

私はこの方法を「タイム・ウインドウ　アラーム（Time Window Alarm）」と名づけました。

ポイントは、一度目の目覚ましを、起きなければいけない時間の20分前とか30分前とか、必ず前倒しで設定するという点。ただしこれは、一度目で起きられて、「ああ、あと20分眠れたのに、もったいない」と思ってしまう人には向かない方法です（「タイム・ウインドウ　アラーム」については244ページを参照）。

最近は、スマホのアラーム機能を目覚ましにしている人が多いと思いますが、数分ごとに何度もくり返す「**スヌーズ設定**」**は、すっきりした目覚めにはよくありません**。比較的眠りが深い状況なのに、何度もアラームでさえぎられたのでは、気持ちいいわけがない。しかも、何度も鳴るという安心感が、慣れになってしまいやすいので、目覚ましとしての効果はあまり高くありません。スヌーズにするくらいなら、きっぱり二度寝すると決めてしまったほうがいいのです。

パワーナップで20分仮眠することで頭がシャキッとするのであれば、朝の二度寝の20分も、有効なナップのひとつになり得るのではないでしょうか。

長時間眠れないなら、分割睡眠を

大人も子どもも睡眠不足を抱えている現状を考えると、睡眠をとれるチャンスがあるときにうまく眠ることは、工夫のひとつとして今後ますます大事になってくるのではないかと私は捉えています。

では、二度寝でプラス20分、昼寝でプラス20分、と細切れでとった睡眠をすべて加算して、「睡眠時間が足りている」といえるのかどうか。

あいにく、そういうことにはなりません。

ノンレム睡眠とレム睡眠の周期を数回くり返すまとまった時間の眠りを「メジャースリープ」と呼び、**メジャースリープがしっかり確保されていないと、睡眠は諸々のミッションを果たせない**、と考えられています。

細切れであっても睡眠が脳と身体に休息を与えることは間違いありませんが、やはりメジャースリープの時間はきちんと保持する努力をしたほうがいいでしょう。

現代の睡眠不足問題の根源にあるのは、急速な夜型社会への推移、さらにいえば24時間型社会への推移がもたらした影響です。

そもそも、人工的な照明ができる前には、ヒトは夜ふかしをする習慣はなかったわけです。暗くなったら寝るのが当たり前でした。

しかし、**暗くなったら一度寝て、夜中に起きてしばらく活動してまた眠るといった習慣が、かつてのヨーロッパにはありました。「多相性睡眠」とか「分割睡眠」といって、字のごとく睡眠を分けてとる方法**です。特に緯度の高い北欧などでは、冬期は夜間の時間がとても長い。睡眠時間を分割しないわけにはいかなかったと考えられます。

まとめて7時間、8時間眠るのがいい、と考えられるようになったのは、人工的な照明が普及して以降の話。人類の歴史のなかではそんなに古いことではありません。

個々の生活サイクルや好みにもよりますが、分割睡眠というのは現代において、再び有効な睡眠テクニックになりつつあるのかもしれません。

黒柳徹子さんが睡眠のとり方について語っている記事を読んだことがあります。以前は、夜遅くまで仕事の下調べなどの勉強をしていたそうですが、年齢と共にだんだんつらくなってきた。そこで、夜10時に一旦就寝して、夜中の2時ごろに起き、勉強をしたり、舞台のセリフを覚えたり、入浴したりして、朝5時ごろ再び寝て、午前10時ごろ起きる生活をするように変えたところ、非常に調子がいいのだそうです。

まさに分割睡眠です。

ひと眠りしてパフォーマンスを上げてセリフを覚え、その後にまた寝るというのは、記憶の定着にもいいでしょう。

高齢者としても、非常に適した睡眠法だと思います。高齢になると、なかなか長時間眠ることができなくなります。はなから二度に分けて寝ればいいと考えれば、中途覚醒に悩まなくなります。これからますます進む超高齢化時代の、ひとつの睡眠の知恵といえるでしょう。

生き物としてのリズムを忘れるべからず

ただし、本来いちばん大事にすべきは、昼夜の自然なリズムであることは忘れないでください。

そもそも睡眠とは、「生き物」としてのリズムのなかで捉えていくべきものであり、その生体リズムという観点からは、週末に長寝をすることも、帰宅する電車での居眠りも、朝の二度寝も、あまり推奨すべきことではないのです。

しかし、今日の〝眠らぬ社会〟においては、根本に睡眠不足の慢性化という問題があります。「これをしてはダメ」「あれをしてはいけない」といっても、基本的に睡眠が足りていないという現実がある。身体が眠りを欲しているのです。**睡眠不足を抜本的に解消できない状況であれば、むしろ分割でいかによい眠りを得るかを考えていくことも大切でしょう。**

睡眠に対する観念、認識というものも、変えていかなくてはいけません。そのなかで、自分の睡眠の最適スタイルを確立していくのです。

では、「リズムを乱すから、よろしくない」という根拠のもととなる生体リズムとは何なのか。現代人は、「生き物としてのリズムがある」ということを忘れがちです。

次章では、その生体リズムと睡眠との関係について述べることにしましょう。

第３章

生体リズムが熟睡のカギ

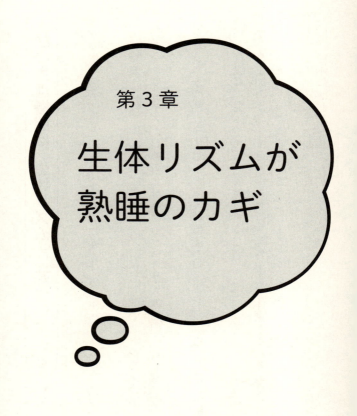

人間の生理機能は「生体リズム」に基づいている。。。

人間の生理機能のほとんどは、周期的に変化する「生体リズム」に基づいています。

血圧、脈拍、呼吸、体温……すべてにリズムがあります。ホルモン分泌や、腸管の動きなどにもリズムがある。身体はそういうリズムの組み合わせで動いています。

何かでリズムの乱れが生じると、生理機能が阻害され、健康や生活に支障が出ます。

睡眠と覚醒も、生体リズムで変動しています。

わかりやすいのが時差ぼけ。海外旅行や海外出張で体調が乱れるのは、身体のリズムが時差によって突然狂わされてしまうことが原因です。

では、身体にはどんなリズムがあるのか。

ヒトの生活や健康にもっとも密接にからんでいるのが、「サーカディアンリズム（circadian rhythm）＝概日《がいじつ》リズム」です。

1日周期、おおよそ24時間周期のリズム。これは、地球の自転に伴う環境変化に適応するために生き物が獲得した生理システムで、睡眠・覚醒リズム、血圧、体温、ホルモンの生成・放出などは、みんなサーカディアンリズムによるものです。

サーカディアンリズムよりも短い周期が**「ウルトラディアンリズム（ultradian rhythm）」**。

1分以下の周期の心拍、呼吸、腸の蠕動《ぜんどう》運動などのほか、数十分から数時間のリズムを刻むもの。ノンレム睡眠とレム睡眠の組み合わせからなる睡眠周期の90分前後（人によってかなり開きがあり）も、ウルトラディアンリズムによるもののひとつです。

「サーカルナルリズム（circalunar rhythm）＝概月リズム」は、月の満ち欠けに依拠する約1カ月のリズム。

たとえば、女性の月経周期がそうです。あるいは、サンゴの産卵は満月の夜といわれるように、生殖システムはサーカルナルリズムに関係していることが多いです。

「サーカニュアルリズム（circannual rhythm）＝**概年リズム」**というのもあります。

鳥の渡り、植物の開花、動物の冬眠のような季節変化は、約1年という単位のリズムによるもの。ヒトの場合も、冬になるとうつ状態になる「季節性感情障害」のような症状がありますが、これはサーカニュアルリズムに関係しています。

人間のみならず、**地球上で生活している生物は、こういったリズムで環境変化に同調する仕組みを体内に備えることで、適応して生き残り、進化することができた**のです。

これらのリズムは、哺乳類では脳の視床下部《ししょうかぶ》という進化的に古い脳の部位でコントロールされています。そのリズムが侵されると生存に影響するだけに、気象の変動などで簡単に乱れないよう強固なものとして刷り込まれています。

睡眠と覚醒についても、こうした生体リズムのひとつという視点で捉える必要があります。

「光」が体内時計をリセットする

なかでも、**1日周期のサーカディアンリズムは、多くの生物の生命をつかさどる基本的なリズム**です。

生物は、どうやって「1日」を把握しているのでしょうか。

それは、それぞれが固有の「体内時計」をもっているからです。

ヒトの体内時計の中枢は、脳の視床下部の「視交叉上核《しこうさじょうかく》」にあります（3-1）。

遺伝子研究により、身体のほとんどの細胞に「時計遺伝子」と呼ばれる遺伝子群があることがわかっています。この遺伝子の発現が、ヒトの体内時計の進みを速めたり、逆に遅くしたり調整しています。そして24時間に近いリズムを刻んでいるのです。

脳以外にも、身体中の臓器や器官にリズムを刻むことができる体内時計があります。

視交叉上核にある体内時計は、いわばマスター時計。これが、身体各部の末梢《まっしょう》

3-1　体内時計の中枢、「視交叉上核」

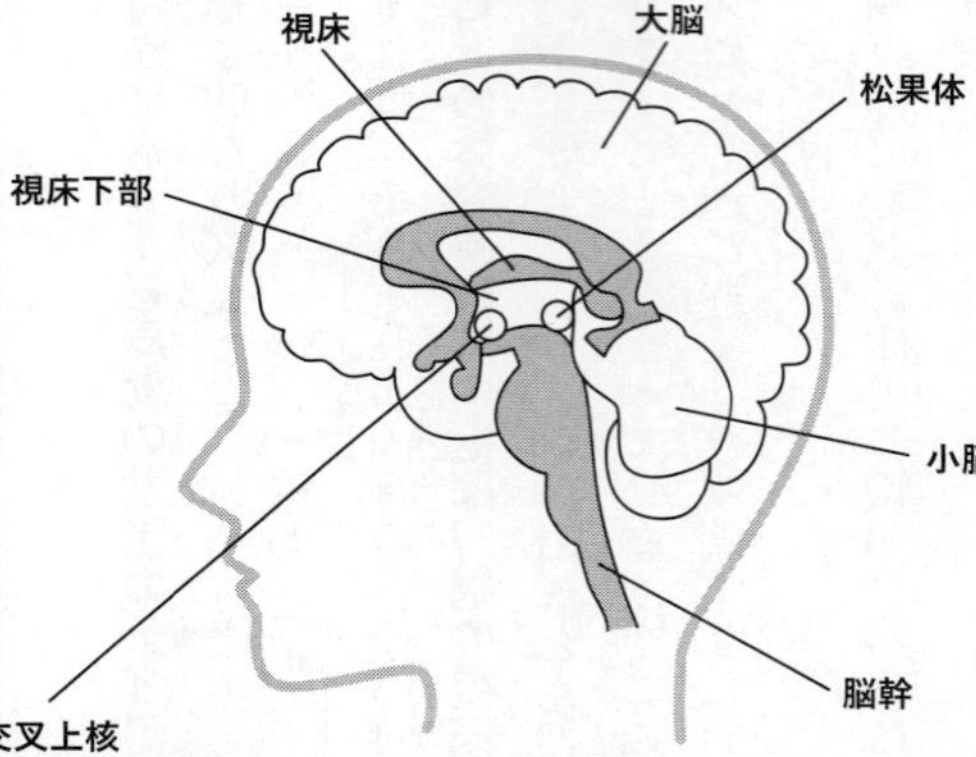

視交叉上核には体内時計があり、体温、ホルモンの分泌リズムなどの24時間周期の体内リズムを発信している

体内時計をコントロールしています。

サーカディアンリズムは、地球の自転に伴うおよそ1日周期だと前に述べましたが、自転に要する時間23時間56分4・1秒ときっかり合っているわけではありません。人間の場合、通常24時間より長いですが、人によってずれもあります。

さまざまな環境因子の影響を完全に除くのが難しいので長らく正確な周期はわからなかったのですが、最近の研究ではヒトの平均的なサーカディアンリズムは24・2〜22・4時間ぐらいであると報告されています。

しかし、仮に1日20分ほどのずれでも、そのままにしておいたら1カ月後には10時間もずれて昼夜逆転してしまいます。

ですから、**体内時計にはこまめにずれを調整する機能があります。その最強の要素が光——。特に日照です。**

朝起きて、網膜が太陽光を感知すると、「朝になったぞ」という情報が視交叉上核に伝えられ、マスター体内時計が修正されるのです。

そして、視交叉上核から身体各部の体内時計にリセットの指令が発されます。

よい睡眠のための指針が記されたものを見ると、

「目が覚めたら日光を取り入れる」

「起きたら、カーテンを開けて朝の陽ざしを浴びましょう」

といった項目があります。これは、太陽光を認識することで体内リズムがリセットされるからなのです。

眠りのホルモン「メラトニン」を阻害する人工光

体内時計の調整にはいろいろなホルモンや神経伝達物質が関わっていますが、光との関係で重要な役割を担うホルモンのひとつに、「メラトニン」があります。必須アミノ酸であるトリプトファンが神経伝達物質セロトニンに合成され、そのセロトニンが松果体《しょうかたい》でメラトニンに合成されるのです。

メラトニンは通常、夜間に合成され、（貯蔵ができないため）生成されるとすぐに放出されます。

メラトニンの血中濃度が高くなると、体温が下がり、眠くなります。つまり、**メラトニンが分泌されると、眠りに入る態勢が整うということです**。そのため、「睡眠ホルモン」「眠りを促すホルモン」などと呼ばれています。

メラトニンには、光刺激によって分泌が強く抑制されるという特性があります。朝になって光を感じると、網膜にある「メラノプシン」という受容体が「光が

3-2　光照射により夜間のメラトニンの合成、放出が強く阻害される

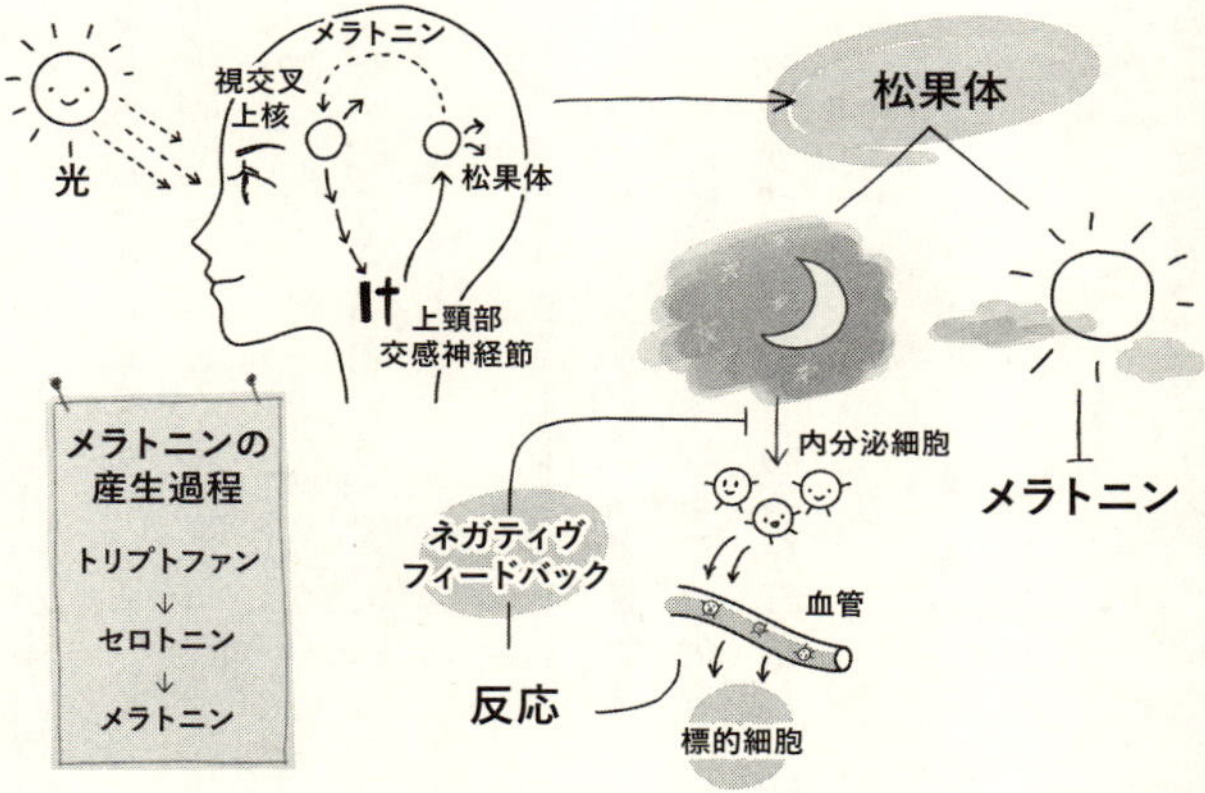

来たぞ、朝だ」という信号を視交叉上核に送るわけですが、この情報が視交叉上核を経由して松果体に伝達されると、メラトニンの分泌は抑制されます（3-2）。

（ちなみに「メラノプシン」とは1998年に新しく発見された、「視覚に関係しない光感受性受容体」のことです〈いわゆる第三の光感受性受容体〉。ヒトでは網膜に存在します。鳥類では頭皮のすぐ下に松果体が位置しますが、メラノプシンは松果体にも存在し、渡り鳥が渡りの時期やその方角を感知するのに働いているといわれています）

メラトニンの合成は明暗周期に

よって左右され、しかもその分泌が体内時計を調節するため、睡眠と覚醒のリズムに影響を及ぼす非常に重要なホルモンなのです。

この明暗周期にもっとも影響を与えるのは、太陽光です。この場合の太陽光とは、晴天かどうかといったことを指すのではなく、昼夜の区別、朝に陽が昇り、陽が沈んだら暗くなるという変化のことです。

かつては、生体リズムに影響を及ぼす光とは太陽光だけだと考えられていたのですが、いまでは、人工的な光も影響することがはっきりしました。

本来であれば**強い光を浴びることのないはずの夜間に、煌々とした光を浴びる生活は、メラトニンの合成阻害を起こし、眠くなるべき時間になっても覚醒状態がつづいてしまいやすい**のです。

それは、「寝つきが悪い」「眠りが浅い」「朝起きられない」といった睡眠のトラブルにつながります。なかなか睡眠モードに入れないだけでなく、体内時計が「まだ昼がつづいている」と勘違いしてしまい、生体リズムが乱れます。

夜も明るい環境や、パソコン、スマホなどのディスプレイを夜遅くまで見つめる現代人の生活パターンは、生体リズムを大きく揺るがすことになっているわけです。

ブルーライトも使い方次第

「ブルーライトを浴びるとよくない」といったことが、最近よくいわれます。

そもそもブルーライトとは何を指すのか。どうして悪者扱いされてしまったのか。そこを少し説明しておきましょう。

私たちの目に見える光の領域、可視光線は、波長の違いによって色が異なって見えます。

ブルーライトとは、可視光線（380〜780nm〈ナノメートル〉）のなかで**もっとも波長が短い青色系の光**。波長でいうと、380〜500nmくらいを指します。**短波長は紫外線に近く、強いエネルギーをもっていて、網膜まで到達しやすい光**です。

それに比べ、長波長の暖色系（黄―オレンジ―赤、赤に近づくほど長波長になる）の光は、角膜や水晶体で吸収されやすいので網膜までは達しにくいといわれています。

太陽光には、すべての波長の光がほぼ均等に含まれています。当然、ブルーライトも含まれています。

蛍光灯には、寒色系の色調のものと暖色系の色調のものとがありますが、どちらにもブルーライトは含まれています。

しかし、太陽光や蛍光灯のブルーライトのことはあまり悪しざまにいわれません。ブルーライトの及ぼす影響が注目されるようになったのは、ＬＥＤが広く普及して以降のことです。

LEDは、太陽光や従来の蛍光灯のように幅広い波長の光の組み合わせではなく、ブルーライト領域の光の比率が非常に高いのです。

経済効率がいいということで、ＬＥＤは急速に広まりました。ＬＥＤ照明やテレビの液晶モニタ、パソコンのモニタ、携帯ゲーム機やスマホなど、私たちの生活に一気に浸透しました。

そこにブルーライトが多く含まれていて、その光が身体のリズムに少なからず影響するようだということが、後になってわかってきたわけです。

実際、夜間にブルーライトを大量に浴びていると、メラノプシンを刺激して、メラトニンの合成、分泌を阻害してしまいやすいことが明らかになっています。「夜遅くまでスマホをいじっていると、眠れなくなる」のは、こうした理由からです。

ただ、これは単にブルーライトの影響だけとはいいきれません。**夜遅くまでデジタル機器を操作していることで、視覚と脳が活動しつづけ、脳の過緊張状態がほぐれない**、といった理由もあります。

私は、その効果を踏まえて使用すれば、ブルーライトそのものはけっして悪いものではないと思っています。

光を浴びる時間、波長、照度などが生体リズムに影響を与えますが、なかでも**もっとも大切なのは、浴びる時間、タイミング**です。光を浴びる時間によって、概日リズムが後ろにずれたり、前にずれたり変化します。これを「フェーズ・レスポンス・カーブ（Phase response curve）」と呼びます。

ブルーライトは、日中浴びると覚醒度を上げ、気分を高揚させます。

朝日を浴びることがいいのは、体内時計をリセットできるだけでなく、覚醒しやすくなるからです。それは太陽光のなかのブルーライトの効果です。

また、昼間の時間に過ごしている環境が日光を浴びにくいような場合、ブルーライトを含んだ領域の光を浴びると、覚醒効果があります。時差ぼけのときの調整に利用することもできます。

ブルーライトは、浴びるタイミングを考慮することで、乱れたリズムを調節するのに役立てられるのです。むやみに悪者扱いしてはいけません。

一方、「ブルーライトが網膜に悪い」という説をめぐっては議論が分かれていますが、目に悪いと決定づけられるエビデンスはありません。ただ、動画編集などを長時間にわたって行なっている人たちは目の疲れを軽減させるためブルーカット眼鏡を着用していることが多いようです。

「深部体温」の変化と睡眠の深い関係

生体リズムと睡眠を語るうえで、もうひとつ忘れてはならないのが「体温変化」です。

人間は恒温動物で、体温は一定に保たれています。外気温の影響を受けにくい。たとえば、90℃を超える熱いサウナに入っても、体温が急上昇することはありません。

人間の身体は脂肪や筋肉で遮熱されており、生命を維持していくうえで**身体を安定した状態に保とうとする「ホメオスタシス（生体の恒常性）」という機能が備わっています。**

基本的なことですが、体温は「熱産生」と「熱放散」によってコントロールされています。

たとえば、寒さを感じると、皮膚の血管を収縮して熱が放出されるのを防ぎ、体内で熱エネルギーを生産します。暑いときには、血管が拡張して熱を放散させ、また汗をかくことで熱を逃がします。

命を危険にさらさないよう、生理的に恒常性を維持するための仕組みが働くのです。ですから、健康な状態であれば、体温が急激に変化することはありません。

しかし、ヒトは恒温動物であるといっても、**微差ながらサーカディアンリズムによって体温は日内変動をしている**のです。

夜眠っているときは体温がいちばん低く、目覚めて活動を開始すると、徐々に体温が上がります。午後2時から3時ごろにかけて1日でもっとも体温が高くなり、そこから少しずつ下がっていきます。

昼間は高くて、夜は低い。平熱は個人差がありますが、昼と夜とで平均0・7℃ぐらいの変動があります。

夜、体温が下がることで眠くなり、すこやかな睡眠が得られるのです。

こういうと、疑問に思う人もいることでしょう。身体がぽかぽかして副交感神経が優位になる状態のほうが眠りやすい印象がありますから、体温が下がると眠くなるという実感をほとんどの人があまりもっていないかと思います。

じつは、睡眠にとって重要なカギを握る体温というのは、体感的な温度とは違うのです。

手足の皮膚温度などのような身体の表面温度ではなく、「深部体温」といって身体内部の温度――そこに快眠の秘訣があります。

深部体温＝脳温が下がると、眠くなる ○o。

体温が下がると眠くなるというのは、この深部体温の変化を指します。

起きて活動しているとき、身体の皮膚温度より深部体温のほうが通常2℃くらい高く、この差は1日のうちで変動しています（3-3）。

深部体温の変動の波は、皮膚温度とは逆。昼間など深部体温が高いときには、皮膚などの表層部の体温は低く、夜間で深部体温が低いときは、逆に表層部の体温が高いのです。

なぜでしょうか。

3-3　深部体温と皮膚温度の日内変動

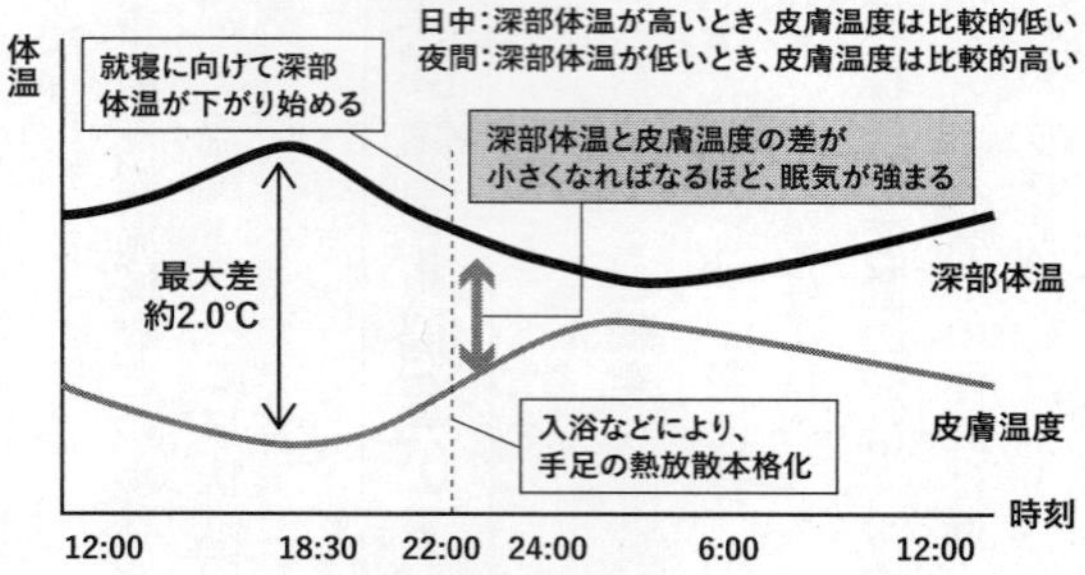

深部体温が下がるときには、
手足の血流が増え熱放散が起こっている！

『スタンフォード式 最高の睡眠』、Kräuchi,K. Kräuchi,and A. Wirz-Justice
Am J Physiol Regulatory Integrative CoKräuchi,mp Physiol 267:819-829, 1994.

このメカニズムは、赤ちゃんや幼児を見ると非常にわかりやすいです。眠くなると、小さな子の手足はとても温かくなっています。ほっぺたは紅潮します。深部体温を下げるために、**血管を拡張させて血流をよくし、毛細血管（より正確には動静脈吻合《ふんごう》と呼ばれます）から外に熱を放散させている**からです。身体を触るととても温かいのは、深部体温と同じ温度の血流が皮膚に流れているから。このとき、**深部体温はどんどん下がっている**のです。

大人の身体ではそこまで変化がはっきりとわかりませんが、同じことが起きています。

眠りに入るときには、深部体温が下がります。

深部体温が下がるということは、脳の温度も下がります。脳は活発な臓器で、太い動脈が入っているので、脳温は深部体温と同じ変化をします。

深部体温と脳温が下がると、眠くなる。逆に深部体温と脳温が高いままだと、眠りにくいのです。

深部体温と皮膚温度の差が小さくなったときに眠くなりやすい、という実験データもあります。

ただ、深部体温を測るのはちょっとたいへん。直腸で測る、食道で測る、耳の鼓膜で測る、といった方法がありますが、家庭で誰もが手軽に連続して測れるものではありません。そのため、「みなさん、自分の深部体温を把握しましょう」といえないのがつらいところです。

比較的近い値が測れるのは、脇の下に挟み込むタイプの体温計を、身体にきちんと密着させた状態で挟み、10分程度測定する方法です。

日ごろ簡単に測っている体温との違いを比べてみるといいかもしれません。

睡眠・覚醒をコントロールしているふたつのメカニズム

さて、人間が生体としてもっているリズムを理解してもらったところで、睡眠を調節している仕組みについて説明しましょう。

睡眠・覚醒をつかさどっているメカニズムは大きくふたつあります。

ひとつは「**生体の恒常性**」、**つまり身体を一定の状態に保とうとするホメオスタシス機構**です。

生存していくために、身体の状態、機能を正しく調整しようとするホメオスタシスにより、**覚醒している時間がある一定以上になると、眠気が出てくる**ようになっています。

このため、起きているとどんどん眠気がたまっていき、睡眠をとることでその眠気が放出されて爽快になる。ヒトは、14〜16時間ほど覚醒がつづくと、睡眠圧が高まって自然と眠くなりますが、これはホメオスタシスによるものです（3－4上部、プロセスS）。

3-4　睡眠調節には恒常性(S)と日内変動(C)が重要

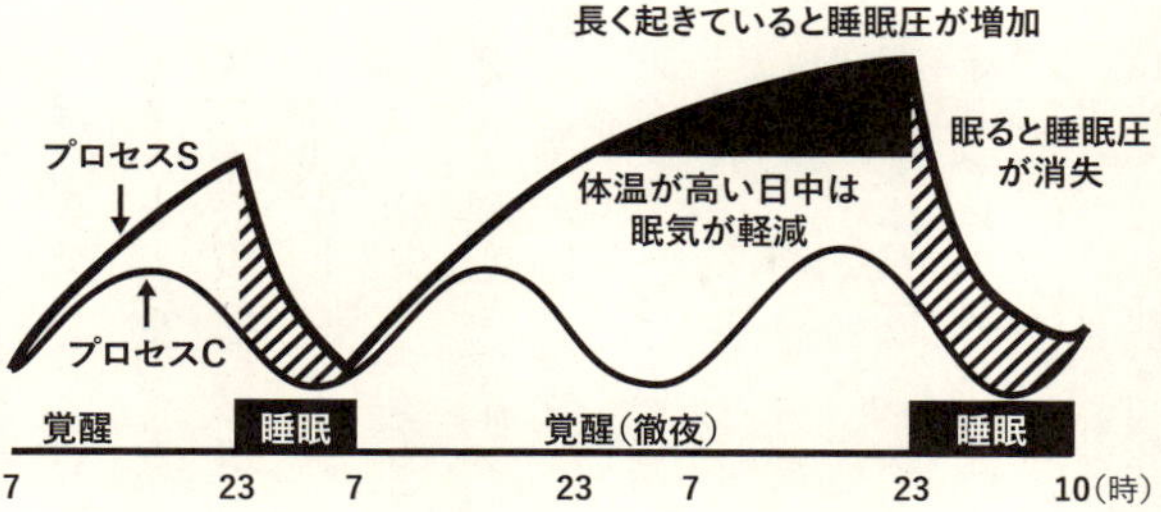

Borbély, A.A., *Two process model of sleep regulation*. Hum. Neurobiol., 1982. 1: p. 195-204.

もうひとつは、**「サーカディアンリズム」**。**日内変動のリズム**です。

体温が下がると眠くなる。たとえば、身体の深部体温の変動は、まさに日内変動です（3-4下部、プロセスC）。深部体温は昼間が高く、就寝時に低くなるといいました。午前3時ごろに最低となります。

徹夜をすると、午前3時ごろというのはいちばん眠気が襲ってくる時間帯です。ただ、そこを過ぎると、それほど眠くなくなる（3-4右側の部分）、そんな経験はありませんか？

これは、**朝になると体温が上昇しだして、活動ホルモンであるコルチゾールも分泌され、身体のなかの活動のリズムが眠気に対抗する**から。それで、自覚的な眠気はむしろ少なくなるのです。これはサーカディアンリズムによるもの。

身体には、こうした1日のなかで変動する「日内リズム」がいろいろあります。なかでももっとも強力で安定したリズムを刻んでいるのが深部体温です。

スイスの睡眠研究者のボルベリーは、このふたつのメカニズムの睡眠・覚醒調節機構を模式化し「ツープロセスモデル」と呼びました。

もともと、ホメオスタシスとサーカディアンリズムは、環境の変化、地球の自転に対応する異なる適応メカニズムですが、私たちの睡眠は、こうした2本建ての仕組みでコントロールされているのです。

このどちらか、あるいは双方のメカニズムが何らかの理由で阻害されると、「睡眠障害」が生じます。

また、深部体温は、パフォーマンスとの相関性が高く、日中、体温が高いときにパフォーマンスは最高になります。

3－5は、深部体温とパフォーマンスの相関を示したものです。

タブレットに単純な図形を表示させ、図形が出ればボタンを押すという課題を

3-5　深部体温とパフォーマンスは相関している

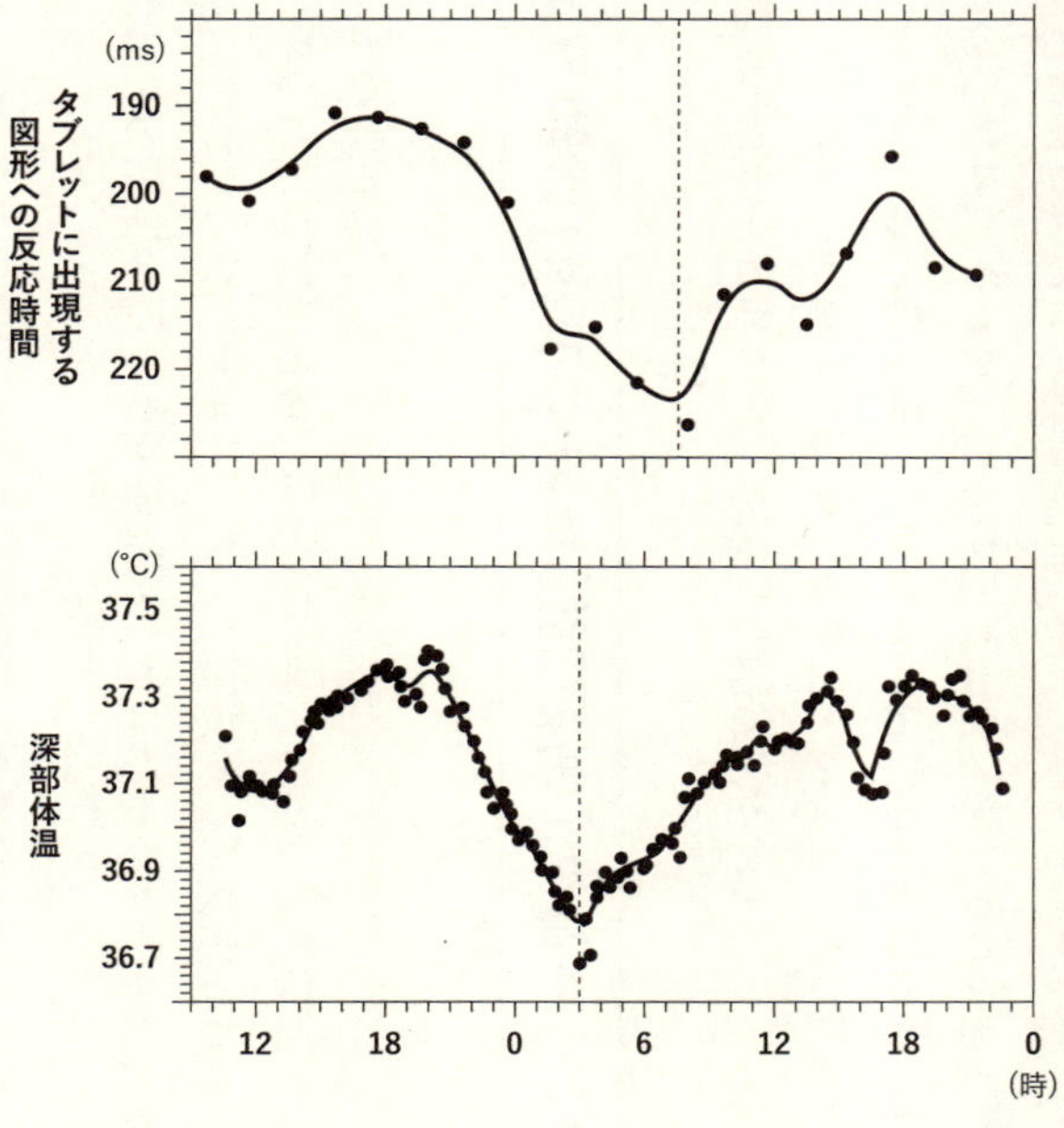

Van Dongen, H.P.A. and Dinges, D.F. *Circadian rhythms in sleepiness, alertness, and performance, in Principles and Practice of Sleep Medicine. 4th ed.* , Kryger, M.H. Roth, T. and Dement, W.C. Editors. 2005, Elsevier Saunders: Philadelphia. p. 435-443.

やってもらい、その反応時間の変化と深部体温の変化を24時間にわたり調べたものです。

通常、就寝中の午前3時ごろが体温がいちばん下がりますが、その前後の時間帯で反応速度も著しく低下します。いくら徹夜をして頑張っても、最適なパフォーマンスを保つことは無理です。時差ぼけも、こういった体温とパフォーマンスの関係で説明できます。

リズムの乱れ「概日リズム睡眠障害」が増えている。。。

再び体内時計とサーカディアンリズムの話に戻ります。

ヒトの平均的なサーカディアンリズムは24・2~24・4時間ぐらいだと前に述べました。つまり、**多くの人はそのままにしていると、毎日少しずつ時間が後ろにずれてしまいます**。そこを、日々体内時計を調節することで、私たちは社会的な生活を営むことができています。

この体内時計の調節がうまくいかないとどうなるのか。

体内時計の乱れは、不眠などの睡眠トラブルを生むだけではなく、ホルモンのバランスや自律神経の働きにも影響を及ぼします。身体の変調が起こり、食欲不振や意欲の減退を引き起こしたり、うつ症状の原因になったりすることもあります。

体内時計の周期を一般的な24時間周期に同調させられなくなってしまうと、学校や会社に通うことも難しくなります。社会に適応しにくくなってしまうのです。こうしたリズムの乱れは「概日リズム睡眠障害」と呼ばれており、具体的には次のような症状があらわれます。

1　リズムが後ろにずれる「睡眠相後退症候群」

深夜になってもなかなか眠れず、夜ふかし型の生活になり、睡眠時間が後ろにずれていって、起床時間も遅くなります。総睡眠時間や睡眠のパターンは正常である場合が多いですが、寝るのが午前3時ごろから6時ごろになるため、起きるのは午前11時ごろから午後2時ごろになります。

思春期から青年期に起こりやすく、朝起きられないため、遅刻や欠席が増えます。不登校の原因になりやすく、近年、中学生、高校生に非常に増えています。体温変動や、メラトニンやコルチゾールといったリズムの指標になるホルモンの分泌にも影響を及ぼし、自律神経の乱れにもつながりやすいと指摘されています。

2 リズムが前にずれる「睡眠相前進症候群」

後退症候群とは逆に、睡眠時間が前へとずれていき、夕方ごろから眠気を感じ、深夜に目が覚めるパターンになります。

マウスなどの場合は、体内リズムが24時間より短い血統が多いのですが、人間の場合は24時間よりやや長いほうが一般的なため、前にずれる人は少ないといわれています。

ただ、高齢になると前進傾向が出やすくなります。

睡眠相後退症候群に比べると、深刻度合いは低いですが、就業している世代で起こると、勤務時間内に眠気が出て集中力が落ちたりミスが生じたりと、業務に支障が出やすくなります。

３ 毎日どんどんずれていく「非24時間型睡眠覚醒症候群（フリーラン）」

後退症候群、前進症候群の場合は、通常の睡眠時間帯とずれてはいますが、就寝・起床時間はだいたい一定で、そのリズムがくり返されます。これに対して非24時間型の場合は、睡眠・覚醒の時間帯が１時間ぐらいずつ毎日どんどん遅くなっていき、24時間周期とはまったく異なる周期になってしまいます。このため、「非同調型」「フリーラン」とも呼ばれています。

たとえば、網膜に原因があって光が感知できない視覚障害者の場合、リズムの異常を伴うことが多く、積極的に24時間のリズムを意識しないと、生活リズムがフリーランになってしまうことがしばしばあります。

また、視覚障害がない場合でも、網膜の光受容体（non visual photoreceptor）からの光入力の伝達障害があると、フリーランになると考えられています。

原因が「リズムの乱れだ」と気づきにくい○○。

研究者のなかには、ときどきフリーランタイプの人がいます。研究室に出てくる時間が毎日少しずつ遅くなって、そのうち姿を見なくなりますが、しばらくしたら、また朝から出てきます。自分で実験計画を組める研究者は時間が自由になるのでそれでもかまいませんが、通常の職場勤務のような仕事だとなかなか難しいでしょう。

睡眠相後退症候群の場合は、遅寝遅起きスタイルの睡眠パターンが維持できるような生活であれば安定した睡眠がとれますが、登校や就業など社会的な規範に合わせようとすると、著しい入眠困難、起床困難で苦しむことになります。

概日リズム睡眠障害の問題は、それが**体内リズムの乱れで起きていると判明しにくい**ことです。

夜遅くまで寝つけなかったり、早朝に目が覚めたりすると、本人の意識としては「不眠」を強く感じます。後退症候群の人は、寝つくと長時間睡眠になりやすい傾向があり、午後まで眠っていることも少なくありません。そうすると「過眠」なのではないかと感じます。

また、朝決まった時間に起きられないことによって、周囲から「それは自堕落《じだらく》なだけ」「早寝早起きをしようとする努力が足りない」などと責められがちです。

しかし、こういった障害は、遺伝的になりやすい場合も多いので、本人の性格や努力の問題とはいいがたい部分もあります。

また最近では、**起立性調節障害との関連が注目されており、学生でこうした症状が顕著であれば不登校にもつながる可能性があります**。

概日リズムが狂ってしまっているのが原因だとわかれば治療法もあるのですが、生活態度に原因があるように捉えられやすく、的確な診断・治療ができないままつらい思いをしている人は多いのではないかと思われます。

遺伝因子がある場合もそうではない場合も、基本的には**規則正しい生活を送ることが発症の予防につながります**。

ちなみに、**時差ぼけ（時差症候群）**や、**交代勤務従事者の体調不良（交代勤務睡眠障害）も、概日リズム睡眠障害**です。

体温などの体内固有のリズムと、睡眠・覚醒などの生活のリズムが一致しない、「脱同調」することが原因で、自律神経やホルモンバランスに変調をきたし、体調の不具合やパフォーマンスの低下が生じるのです。

交代勤務、あるいは時差などで、生活リズムと体温などの体内リズムがずれることを「外的脱同調」、種々の原因で身体内部の複数のリズム間にずれが生じることを「内的脱同調」といいます。

ここでは、生活リズムと体内リズムがずれることを「脱同調」として特徴と対処法を簡単に記載します。

光、食事、運動でリズムを調整する

前述したように、リズムを左右するいちばん大きな因子は「**光**」です。

午前中、特に朝、強い光を浴びると、体内時計は早まります。ですから、**後退症候群の人は、朝から午前中にかけて、光を浴びるといい。**反対に、**前進症候群の人は、夕刻以降に強い光を浴びると、リズムを遅らせることができます。「光療法」といって、高照度の光を毎日定期的に照射することでリズムを調節する治療法があります。**体内時計のリズムを変化させるのに必要な光は、２５００ルクス以上といわれており、その明るさの蛍光灯やＬＥＤなどを毎日浴びるという手法です。

睡眠リズムは、夏と冬でも変わってきます。夏になると早起きがしやすくなり、冬になるとできるだけ遅くまで寝ていたくなる。これは自然なリズムです。しかし、日照時間が夏と冬とで極端に変わる地域では、季節変化によって、睡眠だけでなく体調を大きく崩してしまうこともあります。

たとえば、緯度の高い北極圏に近い地域に住んでいる人は、冬になって極夜《きょくや》がつづくようになると、「季節性感情障害」と呼ばれるうつ症状に陥る人が多いといわれます。そういう人たちが、毎日２時間ぐらい高照度の光を浴びることで、睡眠トラブルだけでなくうつも改善した、という報告もあります。

最近では、リズムの調節に有効なブルー領域の光の波長が明らかになったことで、照度や照射時間を減らせるようになりつつあります。

また、光の拡散反射を利用することで、必ずしも光源の前に長時間座りつづける必要もなくなってきています。こうした新しい光療法が、いまさまざまなところで活用されています。

体内時計のリズムの調整をするためには、「**食事**」も大事な要素のひとつ。特に**朝食は、体内時計を整えるためには必須条件**です。

視交叉上核にある体内時計は、光を感知することで能動的にリセットをしていきますが、そこから指令を出されている身体各部の体内時計は、どちらかというと受動的です。

摂食行動は、そういった受け身でスロースターターである体内時計を活性化させる効果があります。口から食べ、嚙《か》み、咀嚼《そしゃく》するという運動そのものが身体を目覚めさせ、「朝になった。これから活動をはじめるぞ」というシグナルになるのです。

ものを噛むことは脳を刺激します。食道、胃、腸などの臓器も活動モードに入ります。栄養補給されることで体温も上がりはじめ、活動を開始する準備が整うのです。

朝食を摂らないと、身体が目覚めません。**朝食には、身体の目覚まし時計の意味もある**のです。

そして3つ目が「**運動**」です。

昼間、適度に身体を動かして活動量を上げることが、睡眠の質を高めるためにも、リズムを整えるためにも大事。エネルギーを放出させ、疲労するから、眠りやすくなるのです。

現代の仕事は、脳は非常に酷使するけれども、身体をあまり使わないことが増えています。脳は疲れを感じていても、身体はそれほどエネルギーを使っていない。代謝バランスが崩れています。

昼間、**活動量が活発でないと、身体は睡眠も含めて休息モードに入りにくい**のです。

わかりやすい例が、引きこもりになって一日中、部屋でゲームをしているといった状況です。脳、視覚、手は活発に動かしているかもしれませんが、身体のエネルギーを燃焼させていない。これでは、夜になっても眠れるモードになりません。

夜、眠れないというのは、昼間の運動量も関係しています。もっといえば、朝からはじまっている。**朝、身体の内部の各体内時計をきちんと起こし、日中は活動量を上げていく。**そういうところから変えていくといいのです。

これは高齢者でも同じです。昼間と夜のメリハリが大事で、昼間、活動するからこそよい睡眠がもたらされるのです。

体内時計を整える7つの習慣

人間は昼行性の生物なので、陽が昇ると脳も身体も活動状態に入り、陽が沈んで夜が来ると眠くなるようにできています。日照を基準としたリズムで生活することが、さまざまな病気のリスクも減らし、生存に役立つようにつくられていま す。**生き物として重要なリズムだからこそ強固で、脱同調が起きるとつらい**のです。

生体としてもっているリズムをうまく保ちつつ、社会生活に適応するには、生活そのものにメリハリをつけることが、とても大事。

ですから、規則正しい生活をすることが大切なのです。

ではこの章の最後に、体内時計を整えるためにぜひ習慣づけてほしいことを整理しておきましょう。

1　起きる時間は一定にする

普通にしていると、人間の体内時計は後ろにずれやすいといいましたが、時間を早めるのと遅らせるのとでは、早めるほうにずらしていくほうが難しいのです。

週末には長く寝る人が多いと思いますが、週末の遅起きが、週明けの月曜日に起床リズムを元に戻せない、いわゆる〝ブルーマンデー〟を起こしやすくします。

月曜日の朝、軽い時差ぼけのような状態に陥ってしまうのです。

週末に長寝をせずにはいられないのであれば、早く就寝すること。起きる時間は普段と変えないほうがいいです。休日も、平日と同じ時間に起きるように心がけましょう。

2　朝起きたら、朝日を浴びる

朝日は最強の目覚まし時計です。しっかり浴びましょう。

最近は、寝室のカーテンを遮光性の高いものにしている家庭も多いと思われますが、朝、カーテンを開けて陽ざしを入れることで体内時計を整えるようにしましょう。

ただし、睡眠時間が前にずれる症状があって日常に支障があるような場合や、お年寄りで朝早く目が覚めて困っている人などは、起床後直ちに強い光を浴びすぎないようにしたほうがいいでしょう。

3　朝食をきちんと摂る

朝食には体内時計のリセットの意味もあることを忘れないでください。

朝食を摂ることは、肥満対策にもなります。マウスによる実験によれば、朝食べさせなかったマウスは肥満になりやすい、という報告もあります。朝食を抜くことによって、血糖値が不安定になったり、代謝が低下するなどの理由が挙げられています。

4　日中はしっかり活動する

運動不足、活動不足は、体内時計を乱れさせます。適度な運動で疲労感を味わうことも必要です。

特に高齢者の場合、だんだん活動範囲が狭《せば》まっていきます。昼間、室内で座ったり横になったりしてうとうとするようなメリハリがない生活になると、夜ますます眠れなくなります。日中は、太陽の光が入るようなところで身体を動かしましょう。

5　体温変化を意識する

体温が下がっていくタイミングが、眠りやすい時間。深部体温はなかなか測りにくいですが、普段から自分の体温に対する意識をもつようにすると、身体のリズムがつかみやすくなります。

とりわけ入浴は、体温を変化させる大きなファクター。熱い湯につかる、ぬるめの湯につかる、シャワーを浴びるだけにするなどで、自分の体温変化と寝つきやすさを把握しておくと、眠りをコントロールしやすくなります。

6 夜は強い光をできるだけ浴びない

いまの社会では、夜に光を浴びないようにすることのほうが難しいですが、人工的な光によってメラトニンの合成阻害が起こらないようにするため、自分でできることは気をつけましょう。たとえば、夜遅くまでパソコン、スマホ、携帯ゲーム機を扱わないようにするといったことです。

また、寝るときには、照明をつけたままにせずに暗くしたほうがいいです。一般的な常夜灯（10ルクス程度）でも、メラトニンの合成阻害を引き起こすと考えられます。

7　規則正しい生活を心がける

概日リズム睡眠障害は、生活習慣の乱れによっていっそう拍車がかかることがあります。規則正しい生活が大事だというと、「そんな当たり前のことを……」と思ってしまいますが、朝、太陽が出たら起き、沈んだら寝るという生活をしていない現代人は、その当たり前のことを意識することが、リズムを整えるためには必要なのです。

生体リズムを整えれば、睡眠は劇的に変わります。

第4章

「仕事中の眠気」の恐るべきリスク

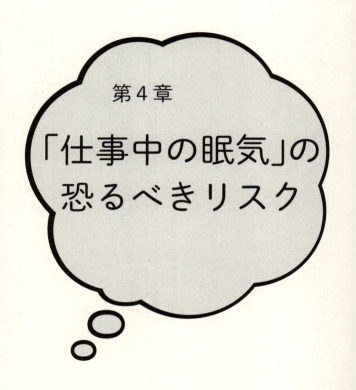

「不眠」と「過眠」は表裏一体

昼間、強烈な眠気に襲われる——。

パソコン作業の途中、あるいは会議中、一瞬ふっと意識が飛ぶような感覚に、ハッとしたことのある人も多いのではないでしょうか。

ほんの数秒、ときには1秒足らずの間に、こうした瞬間的な意識脱落状態が起きることを「マイクロスリープ」といいます。脳が眠りの状態に入ってしまうことです。

これは、やはり慢性的な睡眠不足、睡眠負債が大きく作用していると思われます。

ただ、必ずしも睡眠不足のせい、眠りの量が足りていないせいともいいきれません。

時間的にはそれなりに寝ているけれど、夜間に何度も起きてしまうなど、睡眠中に起こっていることが原因で、眠りの質がよくないという場合もあります。

睡眠の質を下げてしまう症状が慢性化すると、いわゆる「睡眠障害」になります。

たとえば、**近年たいへん増えていて〝21世紀の国民病〟とまでいわれるようになっている「睡眠時無呼吸症候群」**。

睡眠時の呼吸障害の一種で、眠っているときにしばしば呼吸が止まり、そのときに覚醒反応が起きています。そのため、明らかに睡眠の質がよくないのですが、本人は呼吸が止まっているという自覚がないことが多く、何度も覚醒しているという意識もない。本人が日常的に感じる症状は、主として昼間の眠気です。

こうした、自分では気づいていない病気の可能性もあります。

あるいはまた、発症頻度は少ないですが、「**ナルコレプシー**」や「**突発性過眠症**」のように、脳の覚醒機構に問題が生じているための過眠、傾眠症状ということもあります。

よく眠れないことを一般的に「不眠症」と呼びますが、実際には「**不眠**」**と**「**過**

眠」は表裏一体です。不眠があるから、過眠も出やすくなる。その理由はさまざまです。

「たかが眠気」「たかが居眠り」と思うかもしれませんが、その居眠りがパフォーマンスを低下させる元凶となり、あなた自身に甚大なマイナス効果をもたらします。

この章では、睡眠トラブルという視点をからめつつ、覚醒時のパフォーマンスの上げ方について述べていきたいと思います。

「睡眠時無呼吸症候群」を放置すると、8年で約4割が死亡

日本で睡眠専門のクリニックを開いている医師の方たちに聞いたところ、**患者さんの7、8割が睡眠時無呼吸症候群**だという話です。

医療機関にかかっていない潜在的な患者数がどれくらいいるのかは把握できませんが、いま日本で睡眠時無呼吸症候群の治療を必要としている人は、300万

人以上いるのではないかと推測されています。まさに国民病、現代病です。頻繁に覚醒があるため、深く継続した睡眠がとれないことが原因で、日中に強い眠気、マイクロスリープのような居眠りが起こります。

睡眠周期が乱れ、自律神経、ホルモン、免疫などの乱れが起きます。高血圧、糖尿病などの生活習慣病になりやすく、症状が重くなると、冠動脈疾患、脳血管障害が生じやすくなります。

心筋梗塞《こうそく》、脳出血、脳梗塞など命に関わるリスクが、通常より２〜４倍になると想定されており、米国のデータによれば、**治療せずにそのまま放置すると、８年くらいの間に約４割の人が死亡する**、という衝撃的な数字も出ています。

自覚がないために、未治療で放置している人も相当多いと考えられますが、健康寿命に深刻な影響を及ぼす病気です。

カナダでは、「睡眠時無呼吸症候群の人に診断がついて、適切な治療が施されれば、個人の年間医療費総額は半分に減る」という統計データもあります。それほどさまざまな病気を引き起こす原因になっているということです。

睡眠時無呼吸症候群の「無呼吸」とはどういう状態か。簡単にいうと、10秒の呼吸停止があるとそれを1回と数え、1時間に何回の停止があるかを診ます。これに呼吸が止まらない「低呼吸」も加わります。

呼吸障害が、1時間に5～15回くらいだと軽症で、なんとかボーダーライン以内。

15回以上になると、中等度の睡眠障害として、治療の必要性が出てきます。

1時間に15回以上呼吸が止まるということは、単純計算で4分に1回ぐらいは、自分が気づかなくても覚醒しているということです。それだけ睡眠が阻害されていれば、さまざまな弊害が出てくるのも当然です。

睡眠時無呼吸症候群の人は、大きないびきをかくことが多いです。これは、気道が狭まっていることと関係しています。また、呼吸がしばらく止まった後、「はあ～～っ」と大きく息を継ぐようなことも多い。

こうした様子から、家族が「睡眠時無呼吸症候群なのではないか」と心配して本人に知らせ、受診するというパターンが多いようです。

欧米では、肥満ぎみの男性に多いと報告されていますが、**日本では、太ってい**

なくても、女性でも、子どもでも見られます。これは、アジア系人種の骨格が、欧米人より下顎が小さく奥まっていて、気道がもともと狭いためと考えられます。**日本人は、骨格構造からしても気道が狭まりやすく、睡眠時無呼吸症候群になりやすいタイプなのです。**また、お年寄りは心不全などで、睡眠時無呼吸症候群が新たに発症することもあります。

軽症の場合は、マウスピースを装着して気道を広げる方法で治療できることがあります。

中等度以上に進行すると、ＣＰＡＰ（シーパップ、経鼻的持続陽圧呼吸療法）という治療をすることになります。酸素マスクを装着して、空気を鼻や口から気道に送り込み、睡眠中の無呼吸状態を防ぐものです。

治療といっても、睡眠時無呼吸症候群を治せるわけではなく、ＣＰＡＰにより陽圧で呼吸をサポートし、**呼吸状態を改善させて睡眠の質を向上させる**のです。一度はじめると、長期的に使用しつづける必要があります。

新型コロナの感染リスクが16・6倍高い「睡眠時無呼吸症候群」○○。

睡眠時無呼吸症候群では、新型コロナウイルス感染症の感染リスクが16・6倍高いという調査結果があります。

２０２１年４月、私が研究顧問を務めるブレインスリープで1万人を対象にオンライン調査を行なったところ、新型コロナ感染者は１４４人いました。そのうち68・３%が20代、30代の若い人々です。

「やはり睡眠負債が蓄積されているか、睡眠の質が悪いからだろう」と考え、さらに詳しく調べたところ、驚くことに、感染者の37・５%が睡眠時無呼吸症候群にかかっていることがわかりました。感染しなかった人たちの無呼吸の頻度は２・７%で、感染者に比べて無呼吸の頻度がなんと13・８倍も高かったのです。

睡眠時無呼吸がある場合とない場合で新型コロナ感染症の感染リスクを比較すると、睡眠時無呼吸症候群の罹患者である場合は、感染リスクが16・６倍も高いことが明らかになりました（４－１）。

4-1　睡眠時無呼吸症候群の罹患者と罹患者でない場合の新型コロナ感染症の感染者の割合

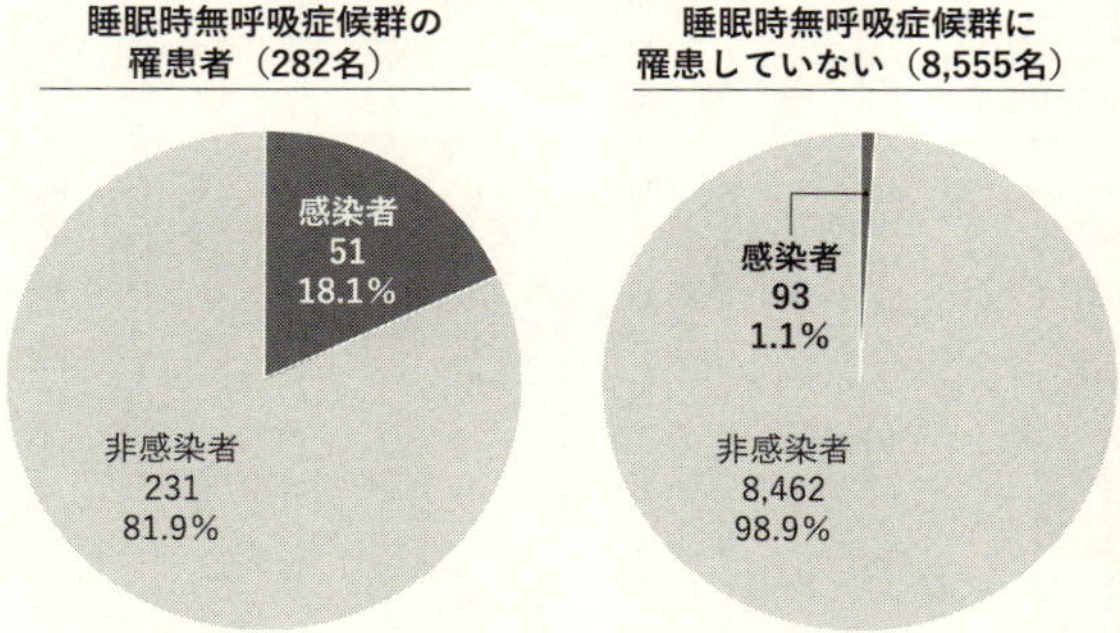

睡眠時無呼吸症候群の罹患者である場合、新型コロナ感染症の罹患リスクが16.6倍も高いことが明らかになった。

新型コロナ感染症感染／非感染でのインフルエンザ感染割合

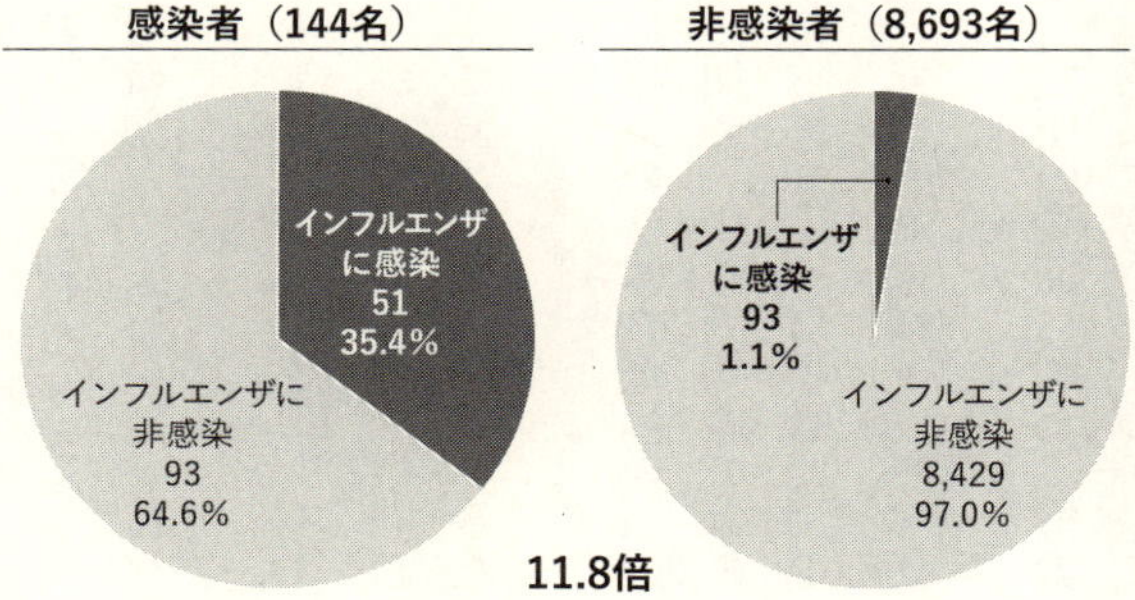

さらには、睡眠時無呼吸症候群がある場合、インフルエンザの感染リスクも高く、罹患者でない場合に比べて感染リスクが11・8倍高いことがわかりました。睡眠時無呼吸症候群の患者は、ともに上気道感染である新型コロナ感染症とインフルエンザの感染リスクが異常に高いといえます。

「睡眠時無呼吸症候群の通院患者と一般人を比較した場合、患者では感染リスクが8倍になっている」とアメリカでも報告されていますが、私たちの調査は同じ人口構成において、新型コロナ感染者と非感染者に分けて調査を行なっているため、より現実に近い数値が得られた可能性があります。

睡眠時無呼吸症候群で新型コロナ感染症などの上気道感染のリスクが高い原因として、無呼吸症候群では睡眠の質が非常に悪いことに加え、無呼吸状態では鼻呼吸がうまくできず、口呼吸になることが多い点が挙げられます。口呼吸では上気道の加湿や加温が不十分になり、粘膜免疫が障害され、上気道感染のリスクが高まる可能性があります。

また、コロナウイルスやインフルエンザウイルスは、血圧の調節に関わる酵素であるアンジオテンシン変換酵素2（ACE2）を介して感染することがわかっており、睡眠時無呼吸症候群ではＡＣＥ２が増加するという報告もあります。さらに、睡眠時無呼吸症候群では吸気時の流速や気道圧が増加し、特に呼吸が再開したときに病原体を深く吸い込む可能性があり、これが呼吸器系感染症の感染リスクを高めている可能性も考えられます。

新型コロナ感染症に何度もかかった方は、無呼吸症候群にかかっていないか注意が必要だと思われます。

新型コロナ感染症に限らず、感染症と睡眠には深い関係があります。コロナ以前から、アメリカでは毎年インフルエンザで2万人から6万人が亡くなっており、その対策として睡眠の重要性が指摘されていました。睡眠負債が蓄積されていたり、睡眠の質が悪かったりすると、以下のような影響が考えられます。

①　感染リスクが高くなる
②　免疫力が低下する
③　ワクチン接種後に抗体ができにくい
④　感染した場合、回復が遅れ、重症化しやすい

これは、インフルエンザや風邪と睡眠の関係としてよく知られていることです。新型コロナ感染症も風邪のウイルスの変異株であることを考えると、「睡眠時無呼吸症候群では新型コロナの感染リスクが16・6倍高い」というのは当然の結果かもしれません。

睡眠障害が重大な社会問題に

睡眠時無呼吸症候群が日本でこれほど問題視されるようになったのは、ある居眠り事故がきっかけでした。

2003年、山陽新幹線の運転士が居眠り運転をしていたという報道がありました。約8分間にわたり、居眠りをしたまま自動運転で走行、オーバーランしたものの岡山駅手前で自動列車制御装置が作動して緊急停止したため、ケガ人が出るような事故にはならずに済んだ、という事故。この運転士が、睡眠時無呼吸症候群で居眠りが起きていたことがわかり、一躍、話題になったのです。

その後、高速道路でのバスやトラック、トレーラーの事故などで、運転手が睡眠時無呼吸症候群だったことが判明するようになりました。

２０１２年に関越自動車道を走行中のツアーバス運転士が居眠り運転をして防音壁に激突、乗客ら45人が死傷した事故でも、運転士は睡眠時無呼吸症候群であったことが確認されています。

「睡眠負債」の言葉を浸透させ、人々の睡眠不足に警鐘を鳴らそうとしたデメント教授は、早くからこの問題を指摘していました。

アメリカでは、特に長距離トラック運転手に睡眠時無呼吸症候群の患者が多く、運転中の眠気が事故につながるケースが多かったのです。

貨物輸送の主体をになう長距離トラックの運転手は、夜を日に継いでの**不規則勤務が多く、睡眠・覚醒リズムが乱れがちなうえに、慢性の睡眠不足がたまっています**。デメント教授は、その相乗作用による居眠り運転の頻出が、重大事故を招いていると、交代勤務従事者の睡眠問題に声を上げていたのです。

10年ぐらい後追いで、日本でも長距離トラック運転手や深夜バス運転手による居眠りによる事故が目につくようになり、不規則な勤務体制による慢性的な睡眠不足問題がクローズアップされるようになりました。

交通事故だけでなく、交代勤務が常態である工場や病院においても、産業事故、医療事故がいろいろ発生している可能性は高いですが、日本ではそういうデータはなかなか表に出てきにくいのが現実です。

日本だけでも経済損失は年間15兆円にのぼる

睡眠時無呼吸症候群という病気が特定されるようになったのは1990年代以降ですが、遡《さかのぼ》ってみると、重大な産業事故の裏側に、現場作業員の睡眠不足があったことがわかっています。

たとえば、1986年のチョルノービリ原子力発電所事故。原因については諸説ありますが、現地時間で深夜に起きており、交代勤務の作業員の操作ミスがあったという説もあります。

同じ１９８６年に、アメリカではスペースシャトル・チャレンジャー号の爆発事故が起きています。また、１９８９年、アラスカ沖でタンカーが座礁《ざしょう》し、大量の原油が流出した事故がありました。どちらも、スタッフの睡眠不足によるものだといわれています。

チャレンジャー号の事故については、原因を究明するたいへん分厚く詳細な報告書が出されています。

打ち上げ日のフロリダは例年になく寒く、スタッフの一部から燃料を注入するパイプの結合部分のOリングの耐久性を懸念する声も上がっていたといいます。十数人のスタッフは何日も十分に寝ていない状況がつづいていました。そんななかで最終会議が行われ、発射が決定された。**打ち上げの判断ミスを招いたひとつの要因が睡眠不足だった、と報告書には記されています。**

こういった世界的に話題になった産業事故を契機に、アメリカでは１９９０年代に入ってから、睡眠不足が招く判断力・集中力の欠如や、作業効率の低下への関心が高まりました。

デメント教授はアメリカ議会からの要請で、アメリカの睡眠障害の実情に関する調査を行なっています。約2年にわたってほぼ毎週、全米をキャラバンのように回り、各地で公聴会を開いて、その結果をまとめたのです。

そして、睡眠障害を放置・軽視したために生じる経済的損失は、産業事故なども含めて、年間およそ７００億ドル（その当時の為替レートによる換算で約16兆円）に相当するという概算を提示。

これが、アメリカ国立衛生研究所内での睡眠研究所設立の契機となりました。

日本でも、約10年後《おく》れでこうした考え方が広がりました。

２００６年に日本大学医学部の内山真教授が試算したところ、**睡眠障害によって、日本では年間３兆５０００億円ほどの経済損失がある**と算出されています。

２０１６年に発表されたアメリカのシンクタンク、ランド研究所による見積もりによれば、**日本における経済損失は年間15兆円にのぼる**とも試算されています。

睡眠不足によってダメージを受けるのは、個人の生活だけではありません。大きな視野から見れば、**企業や社会に非常に大きな損失となる**のです。

シフト勤務者の多くが体調不良を抱えている

日本ではいま、交代勤務で働く人の割合が3割近くになっていると聞いたことがあります。その多くが、**睡眠障害、めまい、消化器系等の不調、勤務時間中の眠気、倦怠感などの問題を抱えている**といいます。

交代勤務に伴うこうした体調不良も、「概日リズム睡眠障害」の一種です。

ただ、交代勤務とひとくちにいってもさまざまな勤務体系があり、産業による特徴もあります。2交代や3交代など夜勤のパターンによっても異なりますが、日本では、月に5〜8回（週に1〜2度）程度の夜勤が一般的です。

救急指定病院や入院患者さんのいる病院では、看護部門は日勤・準夜勤・深夜勤の3交代制、医師・薬剤部・検査部門は宿直勤務が多いです。

消防署、あるいは、警察署（交番）、警備業の施設警備部門などでは、いつ発生するかもしれない火事・事故・事件に備え、当番者が深夜も含めた24時間待機の体制をとっています。消防署・警察ではそのため、2部あるいは3部勤務が導入されており、この勤務体系も、2交代、3交代とよばれることもありますが、看護部門等の勤務体系とはまったく異なります。

一方、車の製造業では、昼夜の2交代（連続2交代勤務）を1～2週間交代で行なっているところもあります。

これら2交代制の利点は、深夜勤務手当を節約できること、また連続2交代勤務では需要の変動を残業（最大3時間×2）で吸収できることがあげられますが、これはあくまでも、従業員の健康問題を度外視して表面上の経済性を目的とした交代勤務です。

こういった1～2週間交代の連続2交代勤務による健康被害や、就業中のパフォーマンスの低下により経済性においてもマイナスの影響を与える可能性が高いので、今後その見直しが迫られると思われます。

これまでのシフトワーク研究のほとんどは、シフトワークが身体に悪影響を及ぼし、生産性に悪いというネガティヴな側面に関する報告にとどまっており、その改善策については手つかずの状態でした。

そこで、私は2022年にシフトワーカーのウェルビーイングの向上を目的としたNOBシフトワーク研究会を立ち上げました。

この研究会では、睡眠や生体リズムの専門家だけでなく、時間栄養学、スポーツ医学の専門家、数学者、企業の経営者、勤務管理者に参加していただき、改善策について議論し、推奨していくことを目指して活動しています。2カ月に一度、誰でも参加できるオンライン講演会も開催し、自由に議論を行う場を設けていますので興味のある方はぜひご参加ください。参加登録は無料です（https://nob-shiftwork.com/about/）。

身体本来のリズムにそぐわない時間帯の就業であっても、覚醒度を上げ、パフォーマンスを向上させるにはどうしたらいいか。

対策のひとつに、交代勤務の現場でも、「光療法」の活用があります。

たとえば、**夜間に稼働している職場で高照度のライト、特にブルーライトを使うと、メラトニンの分泌を抑えることになるので、勤務中に眠くならない**のです。

イメージとして、野球場のナイター照明を思い浮かべてもらえばいいでしょう。ナイター照明は、非常に明るく感じます。暗いと、プレイするほうも観客もテンションが上がりません。あの煌々とした明るさには、パフォーマンスを上げる効果があるのです。

夜にブルーライトを浴びることは、身体が本来もっているリズムのためにはいいこととはいえません。ただ、現代社会で交代勤務をまったくなくすことは不可能です。交代して夜間でも働かなくてはいけないのであれば、眠くなってうっかりミスが起きてしまうよりは、眠くならず、意識が覚醒しやすい環境をつくるべきでしょう。

その場合、**朝に仕事を終えた後、さらに朝日を浴びてしまうと体内時計は完全に混乱してしまい、眠れなくなります**。

ある事業所では、夜間勤務を終えた人たちに、日中は室内を意識的に暗くして過ごしてもらうようにしたところ、睡眠が改善されたという報告もあります。生体リズムには反していますが、体内時計を完全に昼夜逆転させてしまうわけです。

身体には順応性があります。逆転生活でも、きちんとメリハリをつけて新たなリズムを確立することができれば、睡眠もしっかりとれますし、覚醒時の仕事効率が劣化することもありません。

シフト勤務の健康被害に、配慮がなされているか？

さまざまな原因で生体リズムが一旦乱れ、脱同調が起こっても、生き物にはそれを再同調させる機能が備わっています。新しい環境になんとか順応しようとするのは、生体としてのホメオスタシス機能によるものです。

これをうまく利用する方法もあります。

たとえば、病院の看護職のような日勤・準夜勤・深夜勤の3交代制の場合、後ろにずらしていくほうが順応しやすいですから、「日勤→準夜勤→深夜勤」の順でシフトを組み、数日ごとに交代していくのは比較的同調させやすいのです。

しかし、製造業などに多い昼夜の2交代勤務を2週間サイクルで行うようなシフト勤務の場合、ちょうどリズムが同調して身体が慣れた時点で、再び脱同調が起こります。

一方、夜勤を2日やって、休日をはさんで今度は日勤というように、短期間に大きく時間帯が変わるシフトは、身体は対応しにくいものの、脱同調の期間そのものは長くはありません。

もっとも、脱同調に対する許容性、順応性には、当然ながら個人差があります。人それぞれ、再同調のしやすさは異なります。

無理なシフトスケジュールをつづけていると、心身の負担となり、疲れやすく、ミスも生じやすくなります。シフト勤務者は、がん、糖尿病などの生活習慣病、うつなどの精神疾患のリスクが高まることは、厚生労働省の資料などにもはっきりあらわれています。

昨今、シフト勤務者の健康被害の問題がこれだけ取り上げられるようになっている状況のなかで、従業員の健康管理に対する配慮がどれだけなされているかは、その組織の体制を映し出す鏡のひとつともいえます。

交代勤務のために頑固な不眠症状がある際、睡眠薬を服用して眠ろうとする人もいると思いますが、私は薬の服用はあまりお勧めしません。睡眠薬については第8章で詳しく述べますが、鎮静型の睡眠薬には種々の副作用があり、日常生活に及ぼす影響、QOL（クオリティ・オブ・ライフ、生活の質）への懸念が大きいからです。

時差ぼけをうまく乗りきるコツ

時差ぼけも、外的な要因により身体のリズムの内的脱同調が引き起こされることから生じます。

身体の順応性を示すこんな実験があります。

マウスやラットは夜行性なので、夜に活動性が高く、昼間は休息状態にあります。それを、昼間に明かりを消して、夜につけるというかたちで、突然、昼夜逆転させたサイクルにするとどうなるか。

4-2　サンフランシスコ／パリと東京の時差と体温の変化

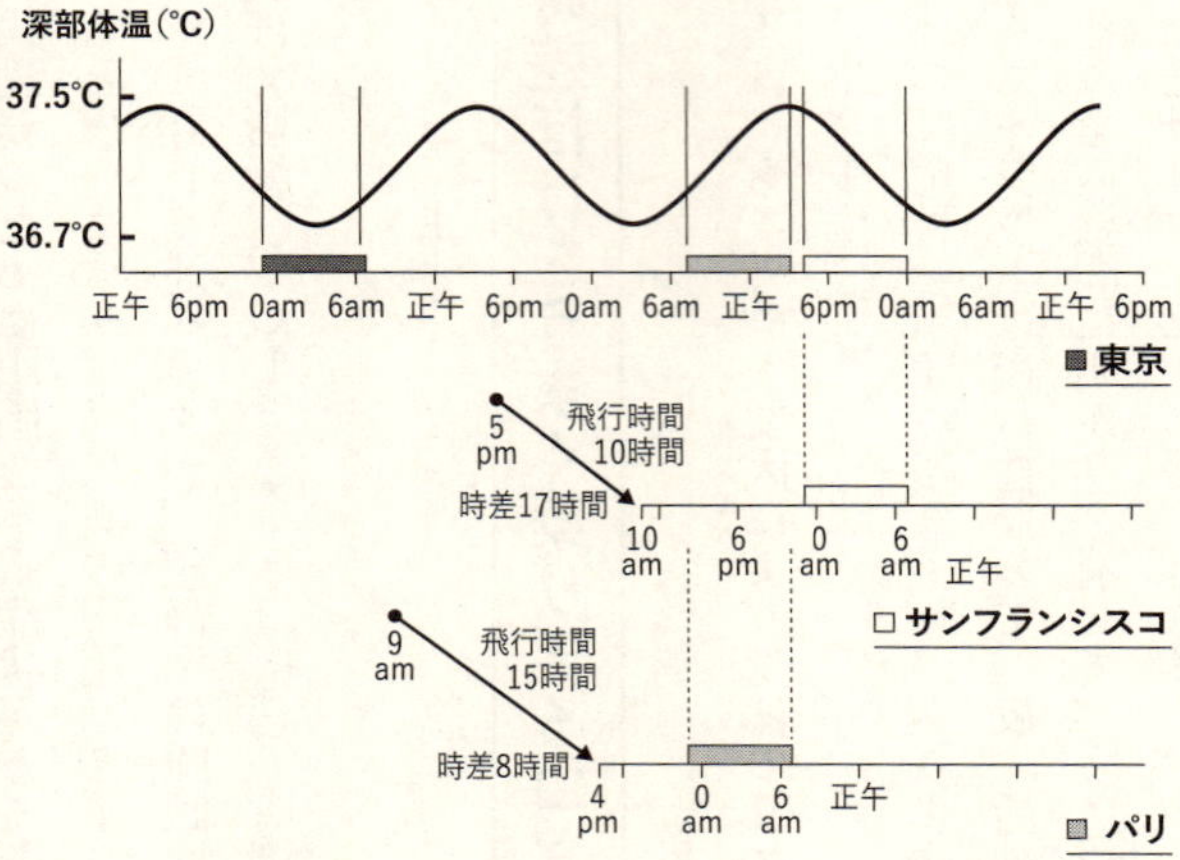

最終的には、新しい明暗サイクルに同調することができます。

ただし、**体内時計は1日1時間ずつしか新しいサイクルに同調できません**。ですから、6時間ずらしたら、新しい明暗サイクルに同調するのに6日かかります。

これは人間の身体でも同じです。

再同調するには1日1時間ずつしか調節できないのに、いきなり現地の時刻に合わせなければならない。これが時差ぼけで不眠や昼間の眠気、倦怠感、その他諸々の不調が生じる原因です。

たとえば、サンフランシスコと東京だと時差は17時間。夏時間と冬時間で1時間違ってきますが、東京のほうが進んでいます。

現地に着いたとき、身体はまだ日本時間で動いています（4-2）。

サンフランシスコに午前10時に着いたとすると、体内時計のほうは午前3時ぐらいです。いちばん強力で安定したリズムの体温の変化でいえば、一日中でもっとも体温が下がっているときです。着いたばかりはけっこう高揚していますから、あまり眠気は感じずに行動できるかもしれません。

ところが、そのまま行動して夜になったとき、体内時計のほうは正午近く、覚醒系ホルモンのコルチゾール分泌が高くなっています。体温もさらに上がる時間ですので、寝ようと思ってもなかなか眠れません。

こうして時差による睡眠不足や体調不良がはじまります。

17時間の時差の場合、再同調は早く順応できる方向にずれます。すなわちマイナス7時間のほうに同調します。自分の身体のリズムを現地のサンフランシスコに合わせたかったら、7時間前にずらせばいいのですが、それには1週間ぐらいかかります。しかも、後ろにずらすより前にずらすほうが同調するまでに時間がかかり、長いほうに再同調するときも、よりつらいのです。

時差で苦しんでいるとき、毎日1時間ずつ早く起きて1週間で同調させる場合と、毎日1時間ずつ遅く起きて1週間で同調させる場合を考えると、どちらがつらいかは一目瞭然です。

時差の幅と、ずれの方向は、渡航地により当然異なります。パリへの渡航でもサンフランシスコへの渡航と同様にシミュレーションしてください。

長期間の滞在ならそのペースで少しずつ再同調させていけばいいですが、旅行や出張だと、同調するまで7日だとすると、せっかく同調したころには帰国ということになります。

では、短期間の滞在の場合、どうしたら時差ぼけに悩まされずに、現地で有意義な時間を過ごせるか。

ひとつは、**現地時間の朝に太陽の光をしっかり浴びる**ことです。1日の始まりの段階でマスター体内時計をリセットさせる。**光の効用で、体内時計の調節とメ**

ラトニンの分泌時間のコントロールをするのです。といっても、現地時間の夜、ただちにメラトニンが分泌されるわけではありませんが。

あるいはまた、**メラトニンを直接取り入れる**という方法もあります。

アメリカでは、メラトニンはサプリメントとして空港などでもよく売られています。時差ぼけ調整にも役立つことがよく知られているからです。

あえて時差を意識しない手もある

海外旅行で、いくつかの国や都市を転々とすると、自分の身体のリズムがどこの時間に合っているのかわからなくなることもあります。

そのときには、体温を意識してみてください。

朝、活動をはじめるときには朝食をしっかり摂るなどして、深部体温を上げると共に、視交叉上核の体内時計だけでなく、身体の末梢体内時計も反応しやすくなるようにする。

4-3 スタンフォード式、最高の時差ぼけ対策

無理をしても1日1時間の同調能力

東京、サンフランシスコ −7時間（+17）、
ニューヨーク −10時間（+14）

**短期の滞在の際は、無理に
現地の時間に同調させようとしない**

仕事に優先順位をつけて体調を整える

無駄なつきあいは極力避ける

（機内も含め）眠いときはがまんせず寝て休養する

逆に、夜は深部体温を下げることを意識する。

よく「できるだけ現地の昼間寝るな」などといいますが、深部体温が下がっていたら、身体が活動モードに入りません。そういうときは、日中でも短時間の仮眠をとったほうが体調もパフォーマンスもよくなります。

時差をあまり意識しない、無理して現地時間に合わせようとしない、という逆説的な方法もあります（4-3）。

たとえば4〜5日程度の出張や旅行ぐらいなら、現地時間に合わ

せない。大事な商談、プレゼン、あるいはいちばん楽しみにしているイベントなどがある時間、そこで自分がしっかり集中できるよう、調子がベストになるように、コンディションを調整すればいいわけです。

大事な予定のある日は、短時間の仮眠でもよいので、疲れることのないように睡眠をとり、自分がもっとも効率よく動けるように準備を整えます。

大事なことは、睡魔が襲ってきたときには状況が許す限り、少しでもいいので眠ること。長時間寝てしまうと睡眠慣性が起こり、頭がすっきりしないことがありますから、短時間でいいのです。

光を浴びたり食事をしたりして身体をしっかり覚醒させ、余裕をもってその予定に臨む。その旅の**主目的最優先のスケジュールで動く**のです。

こう考えるようになったのは、私自身、失敗談があるからです。

学会出席や講演などで日本に戻ってきたとき、やはり時差の影響でものすごく眠くてたまらないことがあります。しかし、せっかくのコミュニケーションの機会でもあるので、「寝たいから」とはなかなかいいにくいことがあります。

あるとき、主催者がホテルを手配してくれたので、海外からの招待者全員が同宿になりました。そして気を利かせて、ホテル内の有名な天ぷら屋さんでの会食をセッティングしてくださったのです。

海外からの招待者は、このもてなしを非常に喜んでいました。私は時差のために眠くて仕方なかったのですが、日本人として天ぷらの説明などをして、最後まで会食につきあいました。

その晩、私は胃がもたれてまったく眠れず、結果的に翌日の講演は頭がぼうっとして自分でも何をしゃべっているのかわからない状態になり、さんざんの出来でした。

以来、大事なプレゼンや講演の前夜は、なるべく無理な予定を入れないように気をつけ、目的を最優先させるようになりました。

国際大会に出場するスポーツ選手も、遠征の際は時差に苦しめられるといいます。

時差をどう乗りきるかは、自分が最高のパフォーマンスを発揮するために、何を大事にするかという優先順位の問題です。

これは移動中の機内でも当てはまります。最近では、食事よりも休息や睡眠を重視する人が増えているようで、就寝中に食事で起こさないでほしいとリクエストできる航空会社もあります。

仕事の敵、アフタヌーンディップの撃退法

昼食後の午後2時ごろになると、「どうも、やる気が低下する」「眠気が出てくる」、こんな経験はありませんか？

それは、「アフタヌーンディップ」。

昼食を摂って満腹になることで、脳への血流が減るからといわれますが、むしろ、これは体内リズムの問題です。昼食を摂ろうが摂るまいが、覚醒レベルがちょっと低下しやすい時間帯なのです。

霊長類の猿なども、この時間帯によく昼寝をしますので、私は、「アフタヌーンディップ」は、系統発生による昼寝のなごりではないかと思っています。

とはいえ、昼食を食べすぎると、満腹感から気だるさが出て、意欲が低減しやすいことは確かです。ランチは適度な量にしておいたほうが、午後のパフォーマンスにはいいと思います。

アフタヌーンディップを撃退するには、覚醒系の神経伝達物質が活発になるようにすればいいのです。

たとえば、**ものを「噛む」ことは、脳を活性化させる働きがあります。**ランチも、量をたくさん食べるのではなく、よく噛んで食べることを意識すると、脳にも、消化にもいい。

ガムを噛むというのも眠気覚ましに効果があります。

メジャーリーグの試合を観ていると、選手たちはプレイ中によくガムを噛んでいます。あれには、意識の覚醒度を高めるのと、よけいな緊張による力《りき》みをとる、ダブルの効果があるといわれています。

力んでしまうと肩や腕にへんな力が入ります。口もぐっと食いしばるような感じになる。しかしガムを噛んで顎を動かしていると、その力みが抜ける。

ですから、アメリカのスポーツ選手は、ガムを噛んでいることが多いのです。

眠気撃退の定番といえば、カフェイン。カフェイン入りの飲み物の代表格がコーヒーで、世界中で古くから愛用されています。紅茶や緑茶にもカフェインは含まれています。

カフェインは、動物の体内では構成できない植物由来の覚醒を促す物質。DNAなどの核酸成分でもあり、眠気を促すアデノシンという物質の作用に対抗します。

冷たい飲み物のほうが目が覚める気がするかもしれませんが、身体の深部体温を高めるほうが活動量を上げられるので、温かい状態で飲んだほうが効果が期待できます。

核酸は微生物も含め、すべての生物の構成成分ですので、睡眠の起源は非常に古いものだと私は考えています。アデノシンを介して睡眠を調節することは、太古から存在し、植物や下等生物から人類まで必要としてきた……などと想像を膨らませてみるのも眠気覚ましによいかもしれません。

強烈な眠気があり、能率が落ちてしまうようなら、やはり仮眠をとるのが正解

です。前述した「パワーナップ」をとることをお勧めします。

オフィスに、そのための仮眠コーナーが設けられていると、休憩しやすくなります。ベッドを用意したり、個室にしたりというような大げさなものでなくても、その一角だけ明かりを落とし、リクライニングできるチェアを用意しておいて、アイマスクをかけて寝るくらいの感じで十分でしょう。

なまじベッドなどがあると、つい長く横になってしまいたくなるので、20分程度の仮眠には、首や肩などをリラックスさせられる程度のシートのほうがちょうどいいのです。

こそこそと寝るのではなく、眠気も疲れも吹き飛ばし、リフレッシュして能率アップを図るために、積極的に、正々堂々と20分ほどの仮眠をとる。睡眠負債を抱えがちなビジネスパーソンの体調管理の一環として、もっと広まってほしい習慣です。

「睡眠時間を削る」前に考えること ○。

「どうして、こうも毎日が忙《せわ》しなくなってしまったのか……」

こんな疑問を感じませんか？

インターネットの普及以降、時間の回り方が急激に変わったように思います。買い物も、自分で店に出かけていかなくても、ネットでポチッとやれば注文できて、届けてもらえる。ものすごく便利になって、時間をかけなくてもよくなっているのに、その分、空き時間ができているかというと、そんなことはありません。

むしろ前よりも忙しい。

それは、以前なら数カ月かけてやりとりしていたことも、スピードアップした対応が求められるようになっているから。

たとえば、専門的な研究論文の査読なども、以前は2カ月くらいかけて読んでレスポンスすればよかったのが、いまは2週間以内くらいに時間が短縮しています。査読に要する手間が何か軽減したわけではないのですが、すばやいレスポンスが求められます。

早くやったら後が楽になるかというとそうではなく、何か動くごとに、処理しなくてはならないことがさらにどんどん増えていきます。

現代は、情報量が圧倒的に増え、それにともない活動量、処理しなければならないことも、加速度的に増えているわけです。

みんな、時間が足りない——。ですから、どのように時間を捻出したらいいか、タイムマネジメント、時間術のアイデアが欲しいわけです。

睡眠を論じるうえで、生理学の知識と時間術とでは土俵が違うといいましたが、このような状況のなかで「脱・睡眠負債」を目指すためには、時間術的な視点も必要になります。一生のうちの3分の1もの時間を費やすことになる睡眠時間をどのように捉えるかという問題にもつながっていきます。

1日24時間という時間は変わらないのです。そのなかで、**自分は何の時間に価値を置くのか**。それぞれの価値観によって、「何を無駄な時間と考えるか」は違います。

しかし、その**無駄を削ぎ落としていくとき、そこに睡眠時間をカウントすべきではないと、私は睡眠研究者として声を大にして言いたい**のです。

睡眠時間はきっちり死守し、起きている時間のなかで無駄を削っていくべきです。

自分はどの時間を絶対に確保したいのか

普段、ラボに通っているときの私の生活は、きわめてシンプルです。

夜10時ごろ寝て、朝5時ごろ起きます。

起きたら、朝食を摂って、6時前ぐらいには自宅を出ます。ラフなスタイルで出かけるので、身支度にもほとんど時間がかかりません。研究室まで約15分。職住近接なので非常に楽です。

ラボのほかの人たちが出てくるのは9時ごろなので、それまでの約3時間はひとりで集中して仕事にとりかかれます。昔は電話がかかってきたりしましたが、いまは必要な連絡はメールになったおかげで、電話もほとんど鳴りませんから、とても静かで集中できます。

私は、自分の1日で、この朝の3時間がいちばん仕事のはかどる時間だとわかっているので、この時間は絶対に確保したいのです。

そこを犠牲にしないため、そして7時間の睡眠を確保するために、夜も早めに寝ます。

自分はどの時間帯を最優先させたいのかを考えると、そのためには「これはやらない」ということも絞りやすくなります。

長時間の会議をやめる

睡眠の話から少し逸れてしまいますが、日本の大学の産学連携プロジェクトに関わって驚いたことがあります。会議が午後1時からスタートするのですが、終わる時間の指定がなく、毎回、4時、5時まで延々とつづくのです。

意見が白熱して長引くというのならわかりますが、わりと形式的な発表のようなことが多く、ただ聞いているだけで退屈な部分もあります。とにかく時間の長さに閉口しました。

ある大学教授は、「うちの学内で行われている大学運営のための会議はもっと長いです。朝から一日中会議の日もあります」とぼやいておられました。

終わる時間が決まっていない会議というのは、アメリカでは考えられません。スタンフォードで私が関係している会議は、たいてい1時間以内で終わります。

1時間の予定だったけれど、予定より早く終わるということもよくあります。（スタンフォードやシリコンバレーでの仕事術については、文春新書から『スタンフォード式 お金と人材が集まる仕事術』という本を刊行していますので、興味のある方はぜひご一読ください。）

終わりの見えないダラダラ会議、あなたの会社でもやっていませんか？

みんな忙しいわけですから、やたらと長い会議をやめれば、全員の時間が効率化します。

会議は、終了時間をはっきり決めましょう。

その時間内で終わらせなければいけないとなったら、優先順位の高い大事なこ

とから、どんどん決めていくようになります。

関わっている全員が必ず出席すべきということではなく、「その人が発言しなくても何も問題がないような議案のときには、出なくていい」というような自由度をもたせたほうがいいとも思います。

自分はあまり関係ないような、意見を言う必要もないような会議だから、居眠りしてしまう人が出るのです。自主性を尊重することで、自分が出る必要があると思って出るようにすると、会議中に居眠りをすることはなくなるでしょう。

そうすることで、自分が関わっている案件に対しての取り組み姿勢も変わり、仕事にメリハリや自覚も出ます。結果的にパフォーマンスは高まるはずです。

日本人はわりと平気で「他人の時間は盗る」。

会議の時間の問題は、その人、その組織の「時間意識のありよう」と直結しています。

日本も最近はだいぶ変わってきたようですが、それでもまだ、ビジネスにおいて時間の拘束、「そこにいることに意味がある」という感覚が強くあるように思えます。

発言をしなくても、組織の一員としてその会議に出なければならないような、立場で拘束されている時間がけっこうあるのではないでしょうか。

その点、アメリカは能力主義で、達成度を評価する社会ということもあって、個々の時間に対する価値観には鷹揚《おうよう》です。

成果主義ですので、勤務時間の開始・終了や、長さにはこだわらず、成果を上げれば評価されます。逆に、どれだけ長時間頑張っても、成果が上がらなければ無能だと見なされます。

職場のつきあいやパーティに関しても、自由な時間に集まり、自由に情報交換を行うのが普通です。会の終わりまで必ずいなければいけないということはまずなく、それぞれ自由な時間に帰ります。

時間感覚がフレキシブルなのは、個々が自分の時間を大切にしたいと考えているのと同時に、他人の時間も尊重するためです。私も最初は違和感がありましたが、合理的な生活習慣とはこういうことだと、いまではすっかり身についてしまいました。

日本は治安もよくて、安全な国。ものが置かれていても盗られることもないし、お金も盗られない。たいへんいい国です。

しかしながら、**日本人はわりと平気で「他人《ひと》の時間は盗る」**――。そんなふうに感じることがあります。

たとえば、長時間にわたって拘束される会議もそうです。

「ご挨拶に伺います」といった表敬訪問というのもあります。せっかくお会いしたのですから、その場ですぐ本題に入ればいいと思うのですが、「いえ、今日はご挨拶だけ」と言って帰られるようなことも、けっこうあります。

あるいは「懇親」「親睦」という飲み会など。「私はそういうのには出ません」と言いにくい雰囲気があります。

些細《ささい》なことかもしれませんが、そういったことが、その人の貴重な時間を奪っているかもしれない、という意識がやや薄いような気がします。

ほかの人の時間をむやみに奪わないということは、個人の時間を大事にするということです。盗られてばかりの人はたまったものではありません。

そんな意識をもつことも、時間意識を変えていくには大事なことだと思います。

「寝てない自慢＝できない人」が常識の社会に

前にも述べましたが、睡眠に対して、日本人は基本的に「これは削れる時間だ」と考えてしまいやすいようです。

「昨日も徹夜だよ」「忙しくて全然寝てなくて……」、こんな子どもの競い合いみたいな〝寝てない自慢〟をすると、「睡眠に対する意識の低い人＝できない人」と思われて、恥ずかしくなるような社会になってほしいと思います。

そういった**時間意識、睡眠意識を変えて、大事なときこそしっかり睡眠をとらなくてはいけないということを常識化していってほしい**のです。

私は、良質な睡眠を導く寝具で知られるエアウィーヴ社や、私自身が創業に関わったブレインスリープ社、さらにはスポーツ選手のコンディション管理やケガ予防に取り組んでいるユーフォリア社などで研究指導を行なっている関係で、アスリートと接する機会も多いのですが、世界でもトップレベルのアスリートたちは、睡眠が自分のパフォーマンスにいかに大切かということを、よく把握しています。結果次第で人生が大きく変わることを強く実感しているからです。

最近では、野球の二刀流選手としてメジャーリーグで大活躍している大谷翔平選手の長時間睡眠が話題になっています。

結果が出せる人ほど、睡眠をないがしろにしません。

そういう点では、ビジネスパーソンも同じではないでしょうか。

いついつまでに必ず仕上げなければならない大事な仕事、不測の事態が発生してトラブル解決に奔走しなくてはいけない事態、**責任感を強く感じる人ほど「寝ているどころではない」という心理が強く働き、寝ずの態勢に入りがち**です。**しかし、それはいちばんやってはいけないパターン**。

むしろそういうときこそきちんと睡眠をとり、判断力を鈍らせないようにする必要がある。寝ないのは、逆効果なのです。

そういう認識が、日本の社会全体にもっと醸成されることを望みます。

第5章

女性、子ども、高齢者のための睡眠常識

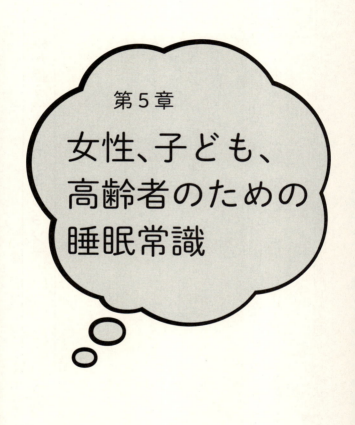

睡眠が担う「5つのミッション」

ここで睡眠の役割、5つのミッションを見てみましょう。

① 脳と身体に休息を与える
② ホルモンバランスや自律神経を整える
③ 記憶を整理して定着させる
④ 免疫力を上げて病気を遠ざける
⑤ 脳の老廃物を除去する

かつて、睡眠とは脳も身体も休めている「休息」だと考えられていました。要するに、スイッチオフの状態。そこに深い意味があるとは考えていなかったわけです。

しかしレム睡眠の発見によって、睡眠時に定期的に脳が起きている状態があることがわかり、**睡眠は単なる休息ではなく、もっと複雑な機能を担っているのではないか**と考えられるようになりました。

寝入りばな、**最初の深いノンレム睡眠のときにグロースホルモン**（**成長ホルモン**）**が活発に分泌されている**ことがわかったのは、１９６８年のことです。東京大学からアメリカに留学中だった高橋康郎先生（公益財団法人神経研究所附属睡眠呼吸障害クリニック名誉院長）が発見しました。

グロースホルモンは新陳代謝を調節しています。骨も、筋肉も、グロースホルモンの影響を受けて新しい細胞ができていきます。

また、グロースホルモンは自律神経のバランスにも非常に重要。自律神経が乱れると、交感神経と副交感神経のリズムが狂い、睡眠も妨げられる。そういうことも明らかになりました。

その後、特にレム睡眠では記憶の整理をしているということが、いろいろなグループによるさまざまな研究からわかってきました。記憶の整理にもいろいろなプロセスがあり、レム睡眠中だけでなく、浅いノンレム睡眠や、入眠直後の深いノンレム睡眠も記憶の固定に関与していることがわかりました。「**記憶は眠ることで定着する**」ということは、いまでは疑う余地のない常識になっています。

さらに、**免疫機能を上げる**ということが注目されるようになります。

睡眠が足りないと、感染症になりやすいことなどが実験的に確認されました。たとえば、インフルエンザの予防接種をしても、十分な睡眠をとっている場合とあまり睡眠がとれていない場合とでは、抗体の産生率が違うことなどがわかったのです。

がんの素因になる異型細胞というのは、誰の身体でも一定の確率でたえず発生しています。普通だと、異型細胞は除去されるのですが、適切に睡眠をとっていないと免疫反応の低下が起こり、異型細胞が排除されにくくなる。それでがんになりやすい、ということもいわれるようになりました。

そして、最近になって明らかになったのが、**睡眠中に脳は活発に老廃物を除去**

しているという「グリンパティック・システム」です。

このことは、第1章でも説明しました。

前述したように、脳内の老廃物、ゴミは、脳の外側、側脳室にある脳脊髄液に排出され、そこから静脈に吸収されます。この脳脊髄液の排出作業は、睡眠中に活性化されることがわかったのです。

睡眠不足だと、それが十分に行われなくなってしまいます。機能を果たしたタンパク質の老廃物「アミロイドβ」などが沈着し、堆積化が進むと、アルツハイマー病などの認知症になるリスクが高くなるということも、わかってきています。

そのことから、歳をとってから意識するのではなく、ある程度若いときからリスクを減らすためにしっかり睡眠をとらなくてはいけないといわれるようになってきました。

100万人規模の調査でわかった、さまざまなリスク

2002年にアメリカで行われた100万人規模の大疫学調査の結果は、睡眠医学に大きな変革をもたらしました。睡眠時間と疾患、死亡率の実態などが浮き彫りにされたことで、それまで睡眠に関心のなかった内分泌系の研究者が関心を高め、メタボリック症候群と睡眠時間の関係、糖の代謝との関係などの研究が進められることになったからです。

そして、睡眠が足りないと、**高血圧、肥満、糖尿病などの生活習慣病のリスクが高くなる**ことが立証され、指摘されました。

睡眠不足は、うつ病の発症率とも深く関連しています。

うつ症状で不安が強くなり、クヨクヨしてしまうから眠れなくなるのか、睡眠が不足しているからうつ状態に陥りやすいのかの因果関係は明らかではないものの、**睡眠量が足りていないと、うつ病の発症リスクが3倍ほども増えるのです。**

同様に、睡眠が足りないとストレスがたまりやすいのか、ストレスが強いから不眠になるのかはわかりませんが、**睡眠不足はさまざまな精神的な疾患も招きやすくなります**。

アルコール依存、薬物依存などの依存症の場合も、睡眠の質が著しく落ちることもあって、不眠症状が出ますし、精神的な激しい落ち込みなども出ます。

うつも、糖尿病も、全身性の「炎症」だといわれるようにもなっています。睡眠不足は身体の恒常性（ホメオスタシス）にも影響を与えるので、ちょっとした不調から疾患へと移行しやすいのです。

いい睡眠は万病予防のもと――。

いい睡眠を得られれば、さまざまな病気の発症率を抑えることができます。たとえ発症したとしても、免疫活性がいいので回復力がある。状況を好転させる力がある。睡眠は、さまざまな疾患の万能薬でもあるわけです。

眠っているときの私たちの身体のなかでは、生命現象の本質に関わる重要な活動が行われています。睡眠は生命力に直結するといっても過言ではないでしょう。

肥満は全身性の炎症?

近年、「**肥満も全身性の炎症である**」という捉え方があります。

炎症というと、これまでの概念では、身体の一部に熱、赤み、腫《は》れ、痛み、あるいは機能障害などが起きることを指していました。感染症とか外傷のようなもののイメージですね。

しかし、炎症に関連している物質は従来考えられていたよりももっと幅広く、それらによって全身性の変化を起こすようなものも「炎症」と呼ぶほうが妥当である、と見られるようになってきたのです。

肥満とは、脂肪組織に中性脂肪が過剰に蓄積された状態です。その**蓄積された脂肪細胞からは、種々のサイトカイン**(**生理活性物質**)**が分泌され、周囲の細胞に影響を及ぼしている**ことがわかってきました。

つまり、炎症性の反応が起こって、脂肪細胞が正常に機能しなくなってしまうことで、肥満になる。だから、肥満を全身性の炎症というわけです。

摂食に関係するホルモンのひとつに「レプチン」という物質があります。脂肪細胞から放出される物質のひとつで、**食べることを抑制する働き**をします。

正常に機能していると、脂肪細胞からレプチンが出て食欲が抑制されることで、食べすぎて脂肪を過剰にため込むことがないのですが、肥満になっている人はその抑制機能が破綻してしまっています。だから、食べすぎてしまう。

睡眠不足だと、レプチンが分泌されにくくなることもわかっています。

あるいは、胃から分泌される「グレリン」は、食欲を増進するホルモン。**グレリンは、睡眠不足だとよく分泌される**のです。

こういった機能障害を引き起こしている原因が、肥満による炎症とも考えられるのです。

アメリカでの100万人規模の疫学調査では、**睡眠時間が短いと太りやすい**ということも判明しました。睡眠時間に反比例して肥満度が上昇しているのです（5－1）。

男性もその傾向はありますが、特に女性に顕著。まだ睡眠とレプチンやグレリ

5-1　肥満度(BMI)と睡眠時間

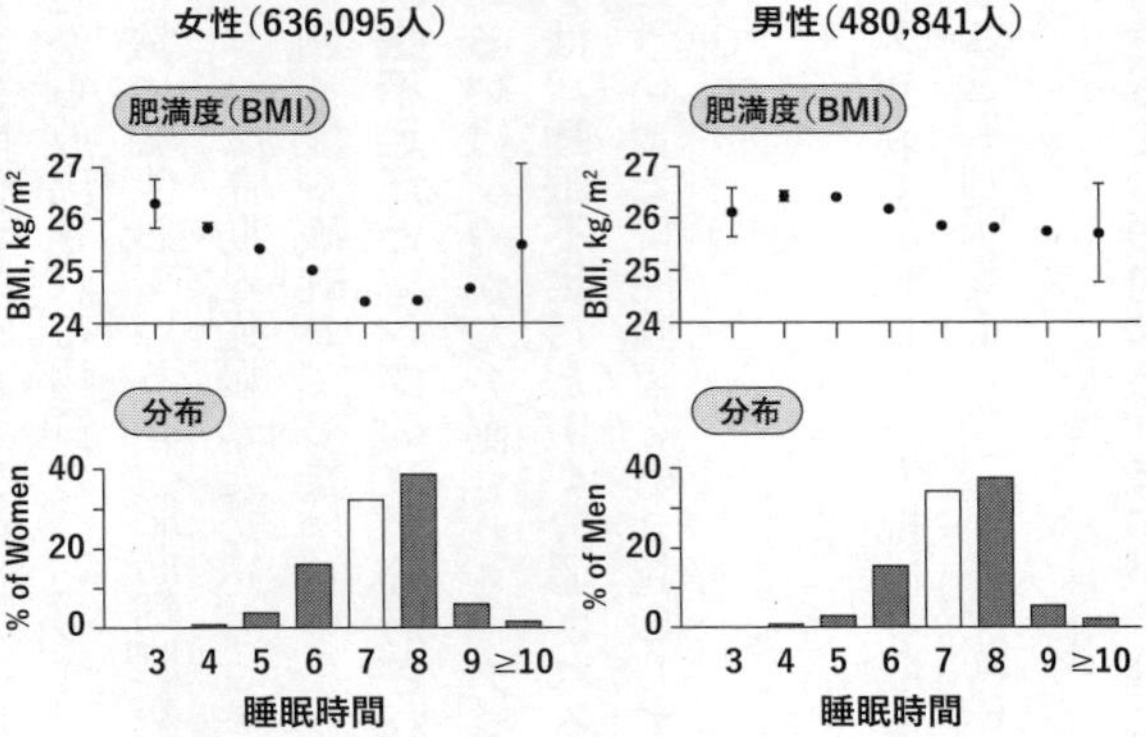

Kripke, D.F., et al., *Mortality associated with sleep duration and insomnia*. Arch Gen Psychiatry, 2002. 59(2): p.131-6.

ンの関連がわかっていなかったころの調査ですが、睡眠不足は摂食行動につながりやすいことが如実にわかります。

では、たくさん眠っていれば肥満にならないのか。そうであれば、〝睡眠ダイエット〟なるものが可能になりそうですが、この調査結果では標準よりも睡眠時間が長い人にも肥満傾向が出ましたから、眠らないのもよくないけれど、眠りすぎもよろしくない、ということになります。

不眠と2型糖尿病の関係は明らかですが、不眠があるとなぜ糖尿病が発生するのか。その機序はまだ明らかではありません。

これに関して、徳島大学統合生理学教室の近久幸子講師（現・岡山理科大学獣医学部獣医学科准教授）、勢井宏義教授らが私たちＳＣＮＬ（スタンフォード大学睡眠生体リズム研究所）と共同で行なった興味深い実験結果があります。

慢性不眠の動物モデルは、急性モデルに比べ、その妥当性に疑問がつくものが多かったのです。そこで近久講師らは、マウスの飼育ケージの床に市販の金網を敷くことでマウスに緊張を与え、長く持続する不眠モデルを開発しました。

このモデルで３週間飼育を行うと、耐糖能の異常が出現し、脂肪細胞での炎症所見も見出されました。このモデルは、不眠における糖尿病の発症機序の解明に役立つのではと注目されています。今後の実験成果に期待したいと思います。

世界でもっとも眠れていないのは日本人女性

日本人の睡眠時間は、どの統計でも世界でいちばん短いと先に述べましたが、男性よりも**とりわけ女性の睡眠時間が短い**のです（5-2）。

間違いなく、世界でもっとも眠れていないのは日本人女性――。

しかも、仕事をもっている（有職者）日本人女性の睡眠時間が、より短い傾向にあると報告されています。おそらくいちばん顕著なのが、小さな子どもを抱えたワーキングマザーではないかと思われます。

もともと日本は、家事や育児を女性が一手に担ってきた社会です。共働きの女性がたいへん増えているにもかかわらず、夫婦間での役割分担が欧米ほど進んでいないことが、大きな一因と考えられます。

男女比較で見たとき、女性のほうが睡眠時間が短いのは、日本のほかに、インド、韓国、メキシコなど。欧米諸国では、女性のほうがよく眠っています。

最近よく〝イクメン〟が話題になりますが、日本でもようやく家庭内での家事や育児分担が進んできた兆しだと捉えたいと思います。

エストロゲン、プロゲステロンなどの性ホルモンも睡眠調節に多大な影響を与えます。女性は、生理、妊娠、出産、更年期と、生涯を通じて、体温や性ホルモンの変動とたえず向き合っています。

5-2　睡眠時間の男女差

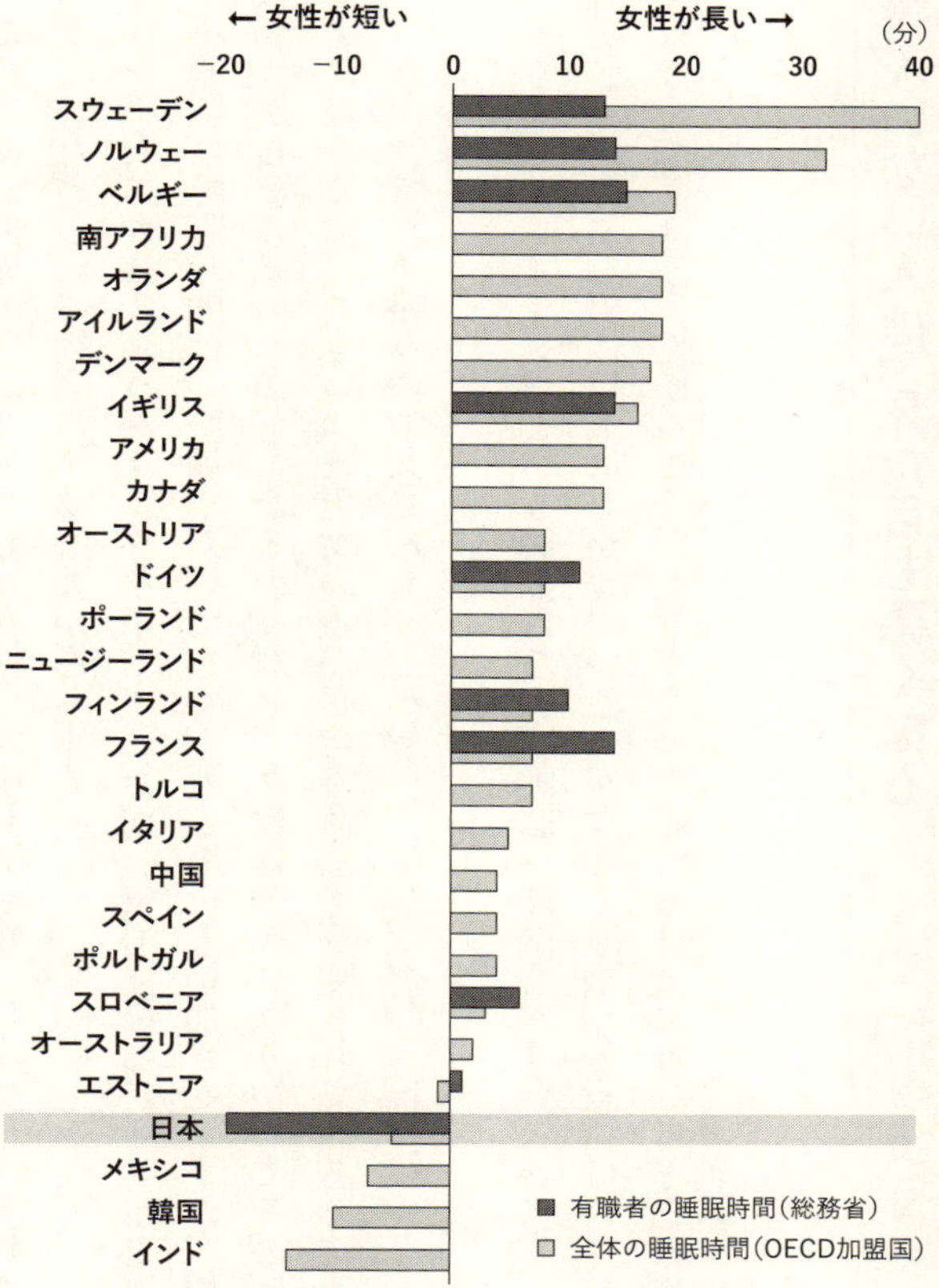

「睡眠時間の男女差」（OECDと総務省データから三島和夫氏作成、2017年）
https://natgeo.nikkeibp.co.jp/atcl/web/15/403964/120700056/?P=2

したがって、世界のなかでとりわけ女性の睡眠時間が短い日本では、女性をいたわり、いたわられる社会にする必要があります。

女性を不安にさせるようなデータを示しましたが、安心させるデータもあります。不適切な睡眠時間は、肥満率だけでなく、死亡率をも増加させますが、男性では40代からその傾向が顕著になるのに対し、女性は70代になり初めてその傾向が顕著になります。こういった男女の差が平均寿命にも反映されているのでしょう。したがって働き盛りのお父さんも、いたわり、いたわられる必要があります。

美容やアンチエイジングという観点からも、睡眠への関心が高い人が多く、その大切さを、たぶん男性以上にわかっているのが女性。睡眠への意識はけっして低くはないでしょう。だからこそ、女性がもっと眠れる社会になればと私は思うのです。

寝ていない人は、見た目も悪くなる

ノーベル生理学・医学賞の選考委員会が置かれていることでも有名な、スウェーデンのカロリンスカ研究所で、2017年に発表されたある研究報告があります。

男女合わせて25人の被験者に、ふた晩つづけて4時間しか眠らないという睡眠制限をかけ、彼ら彼女らの写真を撮って100名以上の人たちに見せたところ、**「健康的でない」「眠たそう」**といった評価のほかに、**「魅力的でない」「つきあいたいと思えない」**といったマイナス評価がなされたというのです。

ひと昔前だったら「それがまっとうな医学研究か」と非難されかねないようなテーマですが、大真面目に取り組んだ研究です。

睡眠不足は、その人の印象をそのくらい大きく操作する、ということです。

面接、プレゼン、営業、その他さまざまな新しい出会いがあります。相手が面と向かって「睡眠不足でつらそうですね」とか「お疲れみたいですね」と口に出すことはないでしょうが、みんな感じとっているのです。そして、そんな姿を、けっしてポジティヴな印象で受けとめてくれてはいない。「あまり関わりたくない人」と思っているのです。

寝不足は、あなたという人物の印象を著しく下げてしまう大きなマイナス要因であることを自覚したほうがよさそうです。

脳の発育に睡眠がいかに重要か

人間の赤ちゃんは、生まれたばかりは眠ってばかりいます（5-3）。ギニーピッグ（モルモット）などは、脳が発達した状態で生まれてくるので、生まれ落ちた瞬間から目が開いており、歯もあります。脳が大人に近い状態なので、睡眠パターンも大人とほとんど変わりません。

馬や羊もそうで、生まれてからわりとすぐに立ち上がることができます。身体能力というよりも、**脳の発達度の問題**です。

人間の場合、脳が未熟な状態で生まれてくるので、新生児は1日のほとんどを眠っている。「多相性睡眠」といって、16時間くらい眠っています。

睡眠のパターンも、子どもは大人とはまったく違います。子どもの睡眠では、

5-3　総睡眠時間、ノンレム睡眠、レム睡眠の年齢による推移

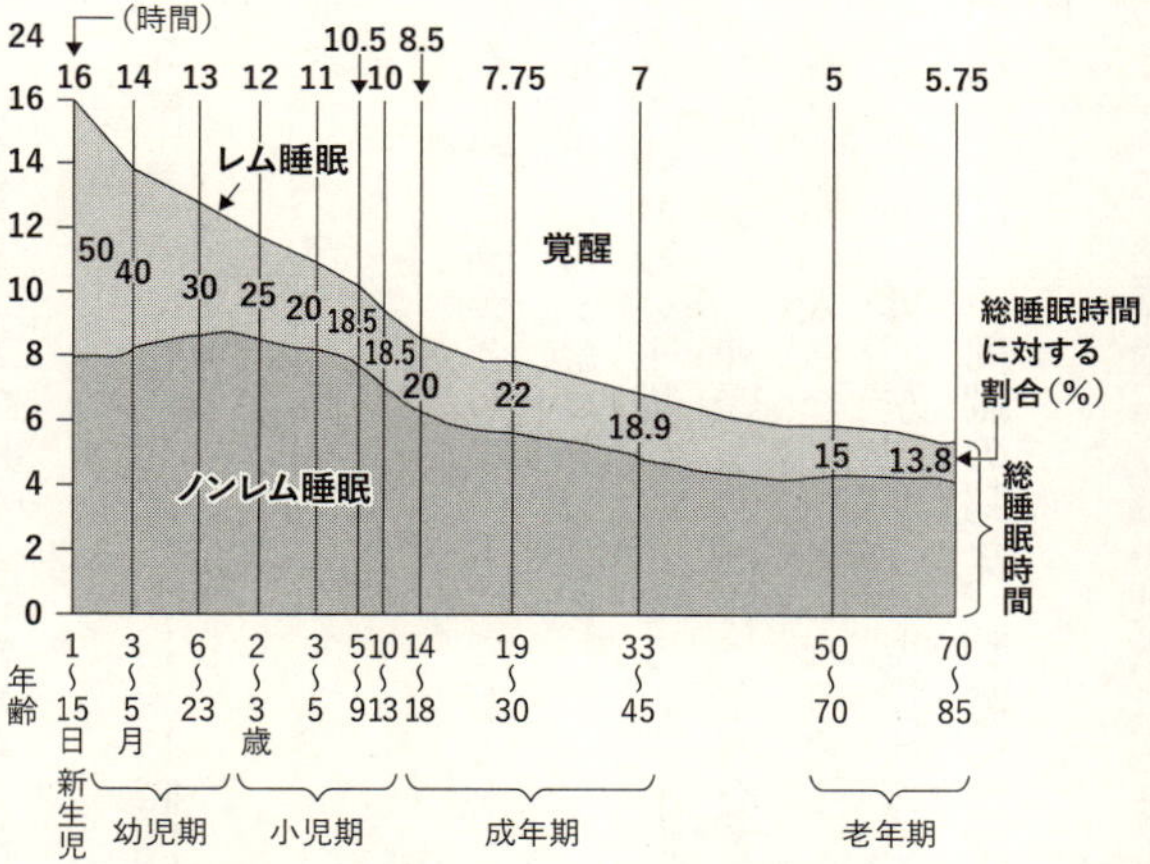

Roffwang, H.P., Muzio, J.N. and Dement, W.C. *Ontogenetic development of the human sleep-dream cycle*. Science, 1966. 152(3722): p. 604-19.

レム睡眠がかなり長い。また、ノンレム睡眠では深い睡眠が多く出現します。おそらく、脳が発達していくために、深いノンレム睡眠やレム睡眠が非常に重要なのです。なぜレム睡眠が減っていくのかはわかっていないことが多いのですが、発達と綿密に関係していることは確かです。

成長していくにつれ、睡眠時間が少しずつ短くなり、覚醒している時間が増えます。それでも日中起きつづけていられるほどではない。だから、幼児期ぐらいまでは昼寝が必要なのです。

就学年齢というのは、連続して14～15時間くらい起きていられるようになる時期。

睡眠パターンが大人並みになるのは、だいたい12歳ぐらいです。

この未発達な脳がどんなに柔軟であるか、その脳にいかに睡眠が重要かということを示す有名な実験があります。

生まれて間もない子猫に眼帯をかけ、6時間右眼をふさぎ、視覚の刺激が入らないようにします。神経系の情報は左右交差して脳に入りますから、右眼から左脳への視覚情報が入らないことになります。

すると、左脳には、左眼からの視覚情報が伝わります。つまり、**本来は神経回路がつながりにくい同側の脳が、刺激に反応して新しい神経経路を形成していく**のです（5－4）。

このように、発達過程の脳が刺激に応じて最適な処理システムをつくり上げて

5-4　脳の可塑性と睡眠：子猫での実験

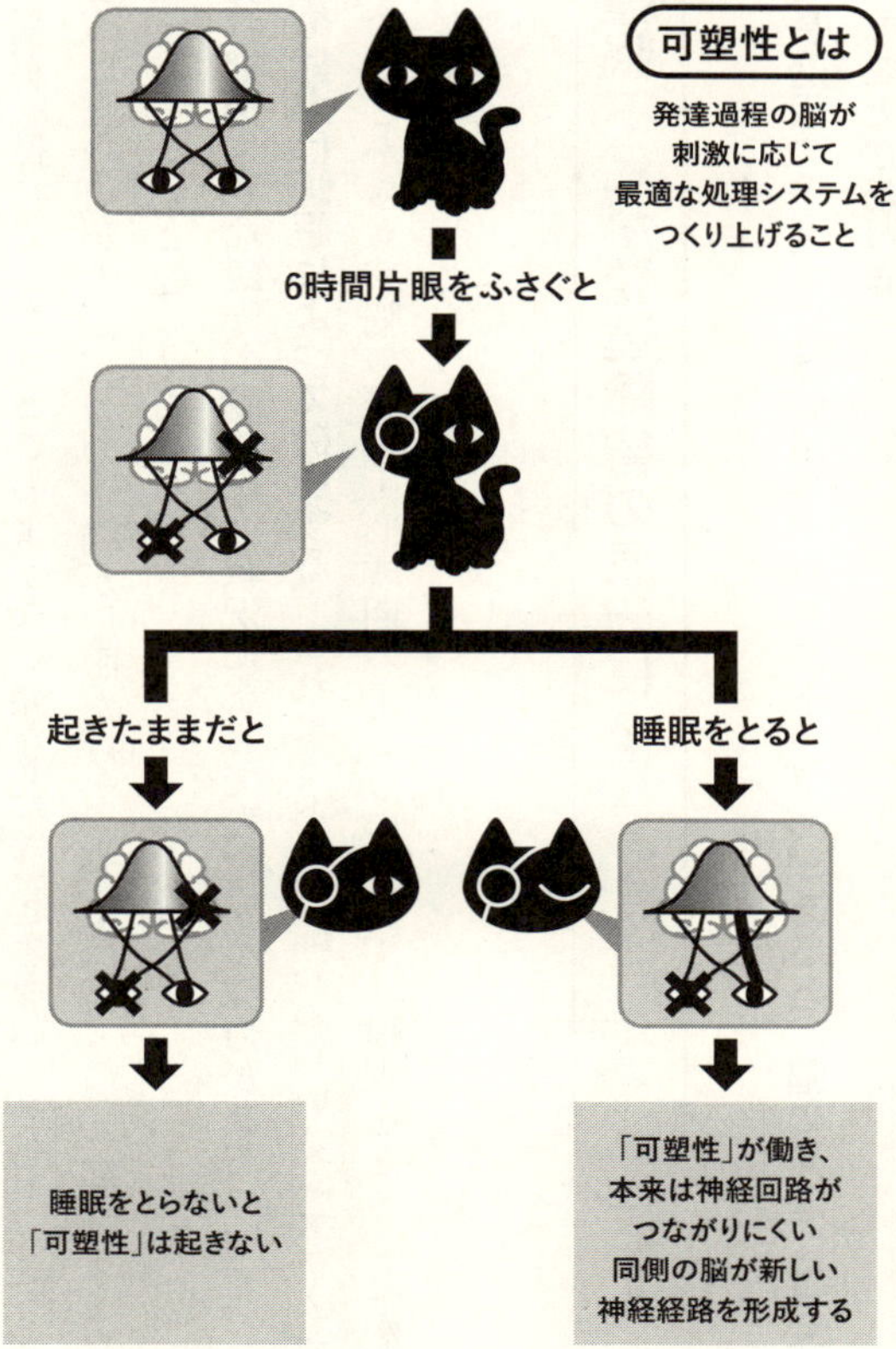

Frank, M.G., Issa, N.P. and Stryker, M.P. *Sleep enhances plasticity in the developing visual cortex*. Neuron, 2001. 30(1): p.275-87.

いくことを「可塑性《かそせい》」といいます。子猫のころは活発な脳の可塑性が見られますが、脳が成長してしまうとこのような活発な変化は起きないのです。

さらに脳の可塑性は、この子猫が片眼だけで刺激を得るという経験をした後、睡眠をとらないと起こりません。

発育期の未熟な段階の脳には、状況に応じて変化する能力があるのです。そして**その能力は睡眠によって機能する**。これはヒトにも備わっているシステムです。

このことからも、脳の発育・形成期の子どもにとって、睡眠をとることがいかに大事なことかがよくわかります。

睡眠不足が発達障害の原因に？

成長過程の子どもに睡眠障害、眠りのトラブルがあると、脳の発達に異変をもたらすことがあります。

イライラしたり、キレやすかったり、授業中、ちゃんと席についていられなかったり、先生の言うことを理解できなかったり、いわゆる「注意欠陥多動性障害（ADHD）」や「学習障害（LD）」などの症状と似た状態になることがあります。「似た状態」といったのは、それをはたして発達障害と同じだと特定していいかどうか、たまたま症状が似通っているだけか、まだよくわからないからです。

注意欠陥多動性障害だと診断されていたけれど、じつは睡眠時無呼吸症候群があって、その治療をしたら、障害と見られていた症状が改善した、という症例も数多く報告されています。

現代は、子どもの睡眠不足が珍しいことではなくなっています。しかし、子どもの睡眠時間の減少、夜型生活化というのは、ここ20〜30年の急激な変化なので、そのことが成長してからどういう結果につながるか、まだはっきりしたことはわかっていません。ただ、いろいろなことが危惧されています。

子どもたちの夜ふかし傾向については、ゲームやスマホの影響がよく取り沙汰《ざた》されますが、基本的に子どもは、親の生活パターンに引きずられます。親が遅くまで起きていれば、子どももそうなります。

大人が夜ふかしし、夜もスマホをいじっているのに、子どもにだけ「早く寝なさい」「もうゲームはやめなさい」と言っても、説得力がありません。

やはり、大人が身をもってやってみせないことには、子どもの生活を変えられません。

子どもの脳が心配だったら、家族ぐるみで生活習慣を変えていくことです。

アンチエイジング効果とグロースホルモン

睡眠には、アンチエイジング効果もある可能性が高いです。

そもそも加齢とは、身体に何が起こっているのか。

簡単にいうと、人間の身体には約60兆個の細胞があり、それがたえず入れ替わっていますが、その**細胞の翻訳・転写機能にエラーが出やすくなる、それが加齢現象**です。

若いときにも、一定の確率でエラーは出るのですが、それを**修復する機能が高**

いのです。ところが、年齢と共にエラーの修復ができなくなることが増え、蓄積されてしまう。そのため、正常に機能しにくくなるのです。

これを知ると、歳と共にいろいろな疾患リスクが高くなる理由が理解しやすくなるでしょう。

若いうちはさまざまな病気に対して、柔軟に対応できるからリスクが少ない。多少の無理も利きます。しかし、加齢と共に疾患に対応する力が鈍ってくるので、おのずとリスクが高くなるというわけです。

睡眠と関連する生理機能にしても、体温調節、自律神経の調節、光の感受性などが、若く健康的なときのように正常に働かなくなっていきます。

ホルモン分泌量も減ってきます。**アンチエイジングにはグロースホルモンの分泌が関わってきます**。

女性は、アンチエイジングとグロースホルモンというと、「シワができにくい」とか「クマが出なくなる」といった美容的要素を連想しやすいかもしれませんが、皮膚だけでなく、もちろん骨にも影響します。

骨粗鬆症《こつそしょうしょう》などになってしまうと、ちょっとしたことで骨折しやすくなる。それが原因で寝ついてしまって老化街道まっしぐら、というケースもあります。

しかし、睡眠をしっかりとっていれば、歳をとってもグロースホルモンはきちんと分泌されます。

そういう意味では、グロースホルモンはお肌の状態といった表面的な問題以上に、健康を維持し、いかに加齢を遅らせるか、という重大な役割をもっているといえます。

高齢になっても、質の高い睡眠を保つには？

高齢になると、体温調節がうまくできなくなります。血液循環がよくないため、熱放散機能が減弱します。

夏、猛暑になると高齢者が熱中症で病院に運ばれることが増えますが、これは熱放散ができないからです。

また、内臓機能や筋肉の衰えにより、熱産生機能も衰えます。

グロースホルモンの分泌も少なくなる。メラトニンの分泌も減ります。

光の感受性も衰えます。

加齢はいろいろな要素が複合的にからんで反応が鈍くなっていると考えられます。

それによって睡眠も阻害されます。まず、寝つきが悪くなる。そして、最初の深いノンレム睡眠が出にくい睡眠パターンになり、中途覚醒しやすくなる。頻尿といった生理現象もあって、何度も起きる。その結果、「ぐっすり眠れない」という感覚を強く抱きやすくなります。


加齢現象は、進行を遅らせることはできても、状態を戻すことはできません。治せるものではないわけです。


若いときと同じように、長時間眠りつづけるだけの条件が身体に備わっていないので、「いまの自分の身体とどうつきあっていくか」が大事になります。

「しっかり眠らないと、健康によくないらしい」と夜8時、9時に床についたら、午前2時、3時に目が覚めてしまうのは当たり前です。若いときと同じようなコンディションで眠ることができなくなっている分、自分にとってのいい眠りの技術が必要になります。

そのためにいちばんいいのが、**メリハリのある生活、目的のある毎日を過ごすこと**です。

高齢者は早寝で早起き、というイメージがあるかもしれませんが、実際はそんなことはありません。

夜ふかし型の生活パターンになってしまう人もいます。

昼間あまり活動せずに、ただぼんやりと1日を過ごしてしまう。何もしないでいるというのは案外苦痛なもので、じっと座っているうちに、うとうとしたりします。

そのため、夜になっても寝つけず、夜もまたぼんやりとテレビ画面を眺めていたりします。

深夜遅くようやく床につく。しかし、翌日も何をするというあてもないと、起きるのも遅くなる。そして午後から光を浴びたりするので、生活のリズムがますます乱れて概日リズム睡眠障害になってしまう。

高齢者でも夜型になるのです。

大事なのは、生活にメリハリをつけることです。

どんどん人づきあいが減り、出かけるところもなくなり、生活にハリがなくなるのがもっともよくありません。

高齢になってやらなければならないことがないからといって、のんべんだらりと過ごすのではなく、朝決まった時間に起き、昼間の活動状態を高めましょう。

夜にまとまった睡眠をとるためにも、昼の活動量を上げなければいけません。

高齢になっても、できるだけ規則正しい生活を心がけていれば、睡眠の質をある程度保つことが可能です。

「軽い昼寝」で、認知症発症率は7分の1

若いときのようにぐっすり眠れなくなっているとはいえ、**「高齢者は短時間睡眠でいいんだ」というのも誤った概念**です。

国立精神・神経医療研究センターの朝田隆氏、高橋清久氏らが2000年に行なった、337人の高齢アルツハイマー患者さんとその配偶者260人の「昼寝の習慣と認知症発症リスク」についての解析があります。

それによると、「30分未満の昼寝」をする人は、「昼寝の習慣がない」人に比べて、認知症発症率が約7分の1(5-5)。

また、「30~60分昼寝をする」人も、「昼寝の習慣がない」人に比べて、発症率が半分以下でした。

夜、長く眠れなかったら、軽く昼寝をして脳を休めるといいのです。

ただぼんやりと過ごしていて、気づいたらこっくりこっくり舟を漕いでいたというような中途半端な眠りと、30分横になって能動的に仮眠をとるのとでは眠り

5-5　昼寝時間と認知症のリスク

昼寝なしを1とした場合の数値

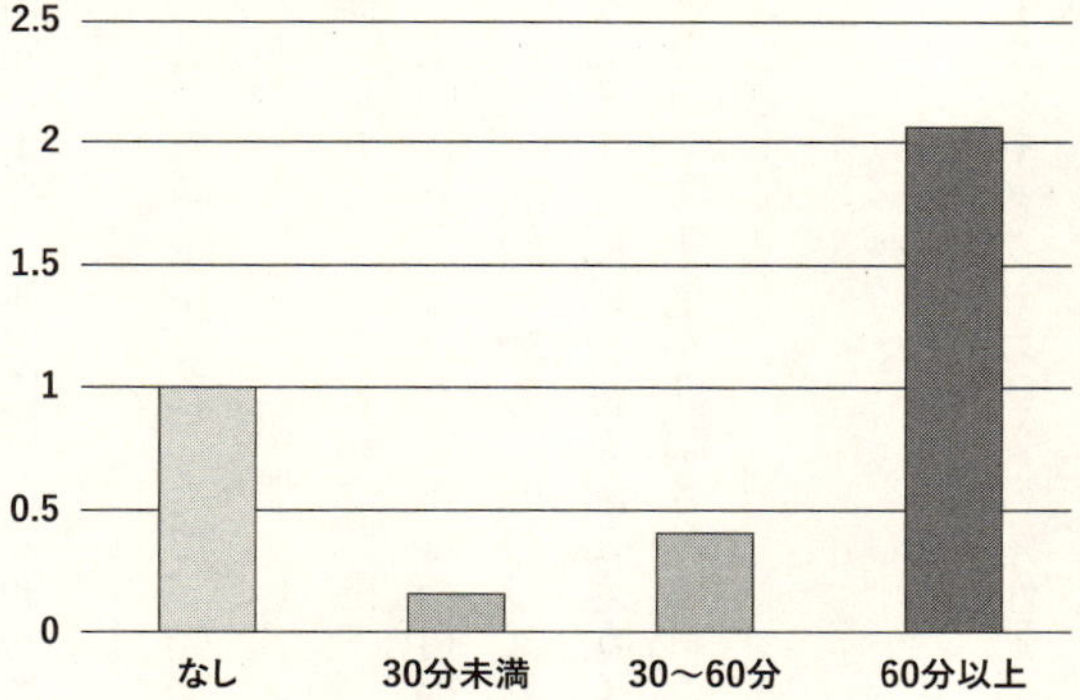

Asada, H., et al., *Association between patient age at the time of surgical treatment for endometriosis and aryl hydrocarbon receptor repressor polymorphism*. Fertil Steril, 2009. 92(4): p.1240-2.

の質が大違いです。

高齢者はいい睡眠サイクルがどんどん出にくくなってきます。だからこそ、睡眠の質を高める工夫をしましょう。

高齢化時代に伴い、介護問題がクローズアップされています。

自分の睡眠のことだけでなく、年老いた家族の睡眠のことが気になるという方もたいへん増えています。

なぜ認知症の進行が睡眠によって抑制されるのか。

もちろん、**病気の進行そのものを止められるわけではありません。**

認知症の場合、睡眠状態が変則的になり、それが問題行動につながっていく傾向があります。

まとまった睡眠がとれなくて、頻繁に目が覚める。自分がどこにいるといったことがわからないまま、徘徊《はいかい》したり、軽い意識障害の状態で動き回ったりする「譫《せん》妄《もう》状態」になる。いつどんな状態でどこに行ってしまうかわからないわけで、介護する家族にとってはたいへんな負担になります。

そういった**問題行動も、概日リズム睡眠障害の影響を受けています。睡眠が改善することで、問題行動を起こさなくなることもあるのです。**

症状としての悪化が抑制される。これはご本人にとっても、家族にとっても幸せなことです。

概日リズムを調節するためには、高照度の光を照射する光療法が行われたり、メラトニンやメラトニン受容体作動薬を服用してもらうことで、リズムが修正されたりします。

自宅では、一日中ずっと同じ室内で横になって過ごすのではなく、**朝になったらきちんと身体を起こして、日が当たるところに移動したり、外に出かけたりして、光を浴びる**ようにしましょう。

言葉による問いかけ、簡単なエクササイズ、軽い運動などをやれるようだともっといいでしょう。ですから、定期的にデイサービスに行く習慣は悪くないのです。

問いかけに関しては、「ユマニチュード（フランス語で人間らしさという意味）」といって、認知症の患者さんのケアをするときも、その人の人間性を尊重して、きちんと目を見て話しかける手法があります。**よいコミュニケーションを心がけると、認知症の人でも見違えるように反応が変わる**といわれており、最近その技術がたいへん注目されています。

第６章

熟睡できる環境のつくり方

寝具は「通気性」で選ぶといいワケ。。。

2010年冬、私は寝具メーカー・エアウィーヴ社から、同社の製造するマットレスパッドについて、科学的な評価をしてほしいと依頼されました。

同社では、独自に開発した素材エアファイバーを用いた高反発型マットレスパッド「エアウィーヴ」を製造しています。

2010年当時、すでに世界で活躍するアスリートたちから、「ぐっすり、よく眠れる」という評判を得ていました。

競泳の北島康介さん、フィギュアスケートの浅田真央さん、テニスの錦織《にしこり》圭選手といったトップアスリートたちが、遠征時にエアウィーヴを持参、国際大会でいい結果を出して帰国したときの荷物カートに、エアウィーヴ社のロゴ入りバッグが載せられているという光景が目につくようになっていました。

しかし、一般の方たちに日常的に使ってもらう寝具としては、まだエアウィーヴは認知されていなかったのです。

「エアウィーヴのよさを知ってもらうために、科学的なエビデンスが欲しいのです」

会長兼社長の高岡本州《もとくに》氏は言いました。

寝具によって睡眠の質が変わるということを、科学的に証明できるものだろうかと、最初は私自身、疑問でした。

寝具に対しては、人それぞれの好みがあります。構造的に優れていても、誰もが快適だと感じるかどうかは別問題です。ましてや、睡眠の質というのは計測の難しい領域――。どうやってデータをとったらいいのか、思案しました。

当初、高岡氏は、エアウィーヴの「**高反発**」という点を強調されていました。**反発力の高いエアファイバーが身体をしっかり支えるので、寝ている間も正しい姿勢を保つことができ、疲れを効率的にとることができる。**背骨の自然なS字カーブをキープすることができ、寝返りも打ちやすい。それが大きな特長であるという。

それ以上に**私が着目したのは、**「**通気性**」でした。エアウィーヴという商品名は、

「空気（air）」を「編む（weave）」というところから来ているというだけあって、**特殊素材であるエアファイバーは、一般的なウレタン素材で作られたマットに比べ、はるかに通気性がいい**のです。

通気性がいいということは、**眠りにつくときに自然な「体温変化」をもたらしやすい**。そこに、科学的なアプローチをするポイントがあるのではないかと考えたのです。

世界で初めて「寝具と睡眠の質」を科学的に証明

私たちのＳＣＮＬ（スタンフォード大学睡眠生体リズム研究所）のＯＢで、現在は東京慈恵会医科大学教授（当時は講師）の千葉伸太郎先生が、この実験調査に協力してくれることになりました。

千葉先生が所長をしておられる、神奈川県川崎市の「太田睡眠科学センター」という睡眠ポリグラフをはじめ各種検査機器のそろった、日本でも先進の医療施設で実験を行わせてもらえることになったのです。

まず、若年者10名で実験しました。健康で、睡眠障害のない成人男性（平均年齢26・7歳）に、太田睡眠科学センターの個室で睡眠をとってもらいます。

被験者をふたつのグループに分け、高反発マットレス（エアウィーヴ）と、同じ価格帯の低反発マットレスとに寝てもらい、睡眠時（23時〜午前7時）の脳波、深部体温（直腸温で計測）の変化、寝返り回数などを計測、記録しました。また、目覚めたときの「ぐっすり眠れたか」「すっきり目覚められたか」という主観的な感覚も記録してもらいました。

ふたつのグループには、1〜2日の間隔をおいて、2種類のマットレスを交互に使用してもらいました。

ただし先入観を与えないようにするため、この睡眠調査がマットレスの比較調査であることは伝えませんでした。

さらに、外気温による季節的な体調変化の影響なども考慮して、暑い時期と寒い時期に、同じ実験をしました。

6-1　若い成人男性の睡眠時の深部体温の推移

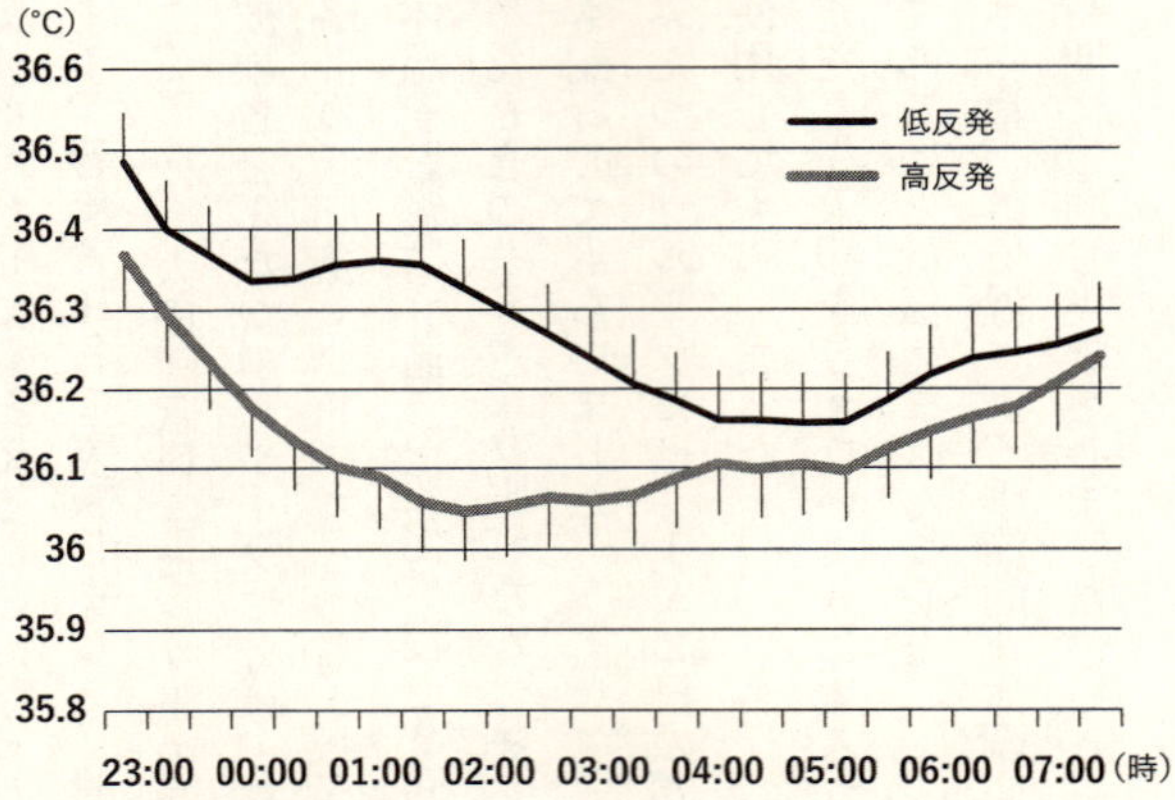

Chiba, S., et al., *High rebound mattress toppers facilitate core body temperature drop and enhance deep sleep in the initial phase of nocturnal sleep*. PLoS One, 2018. 13(6): p. e0197521.

覚醒時には、深部体温は皮膚温度より2℃くらい高いのですが、睡眠時には下がります。その温度差が小さくなったとき、身体は眠りやすい状態になります。

深部体温の変化を見ると、低反発のウレタン製のマットレスでは、寝入った直後こそ多少下がりましたが、入眠1時間後あたりからは下がらず、むしろ若干上がっていました。

一方、エアウィーヴのマットレスは、眠りに入った直後

6-2　脳波の周波数の推移（高いほど深い眠り）

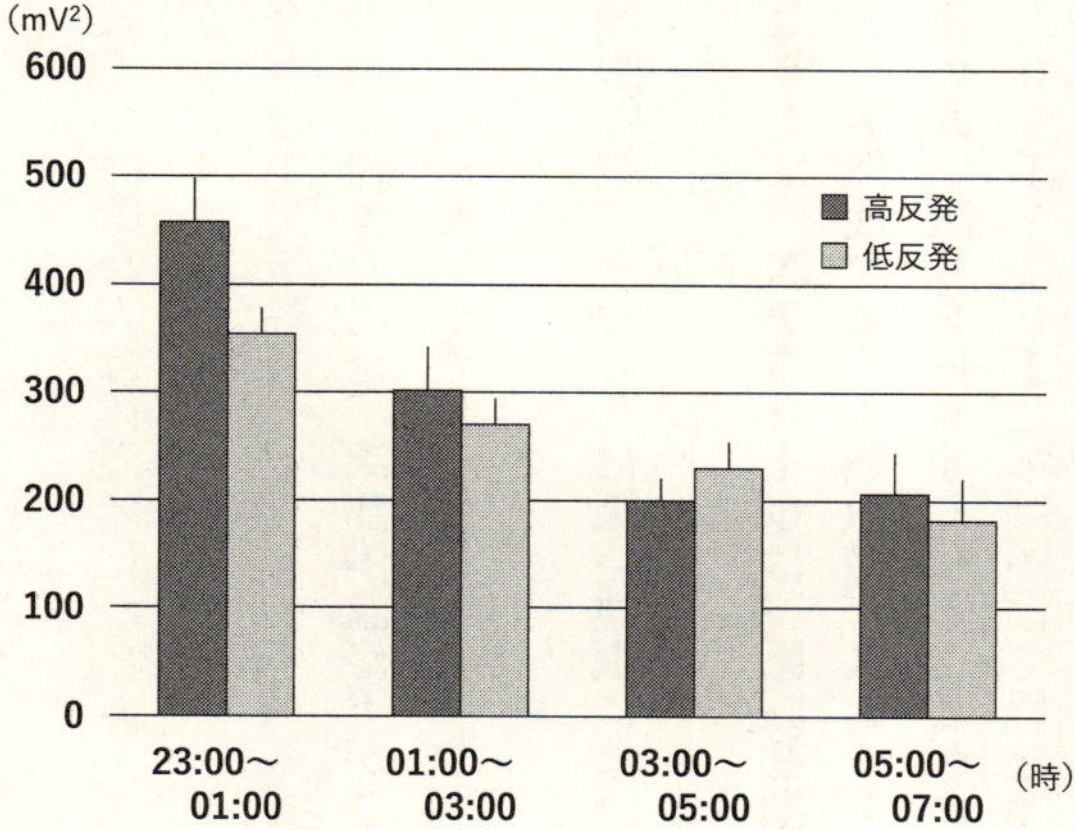

Chiba, S., et al., *High rebound mattress toppers facilitate core body temperature drop and enhance deep sleep in the initial phase of nocturnal sleep*. PLoS One, 2018. 13(6): p. e0197521.

から、深部体温がスムーズに下がり、その状態は約4時間持続しました（6-1）。

低反発のものに比べ、エアウィーヴのほうが、平均して0・3℃ぐらい深部体温が下がり、脳波の周波数解析を行うと、**体温低下と共に、入眠初期に深い睡眠がより多く出現している**ことがわかりました（6-2）。

同じ長さの睡眠をとっていて、深い睡眠が多いということから、より質のいい睡眠がとれたと判断することができます。

この結果を得て、私たちは「では、もう少し高年齢層ではどうか」と考えました。

若くて健康な人は体温変化がスムーズです。しかし、加齢が進むと深部体温は下がりにくくなります。

今度は中高年齢者（55～65歳）の被験者20名の方に、同じ実験を行いました。

中高年齢者の場合、深部体温が下がりにくいために、若年層のように大きな差はありませんでしたが、やはりエアウィーヴのほうがより強い体温下降が見られました。

睡眠脳波でそのときに深い睡眠になっていることも確認されました。

こうして、**エアウィーヴは、睡眠初期の深部体温がより大きく持続的に下がること、通気性がよくて熱放散がスムーズであると、深部体温は下がりやすく、深く質の高い眠りを得やすくなることがわかった**のです。

２０１１～２０１２年にかけて行なったこの実験結果を、私たちは共同研究として論文にまとめました。

これが、2018年、アメリカの科学誌『PLOS ONE（プロス・ワン）』に掲載されました。『PLOS ONE』は、2006年に創刊された初のオープンアクセス（誰でも無料で閲覧可能）の学術誌でインパクトの高い雑誌です。

睡眠の質というものを寝具との関係から分析し、実証できた世界で初めてのケースで、私自身としてもたいへん誇らしいものとなりました。

この結果を、ここでエビデンスとして紹介できるのも、査読の厳格な科学誌に掲載されたからです。

体温変化を意識した入眠準備

寝室の環境、よい睡眠のための習慣なども、「眠りに入るときの体温変化」という見地から考えるのがベターです。**深部体温の低下をうまく促進できれば、寝つきがよくなり、睡眠の質も高めやすくなります。**

たとえば、お風呂。特に寒い季節など、熱いお風呂に入って身体を温めると、ぽかぽかしていい気持ちでぐっすり眠れるような気がします。身体が温まることで、収縮していた血管が開いて血行がよくなり、熱放散も促進されて、寝つきはよくなります。

しかし、入浴すると深部体温も上昇します。深部体温は皮膚温度よりも下がりにくい。**入浴で一旦上がった深部体温が、元の深部体温以下にならないと、快眠につながりません。**特に、入浴直後、前胸部から発汗しているようなときは、寝ようと思っても眠れないのです。

ちなみに、40℃のお風呂に15分入るという実験をしたところ、深部体温は0・5〜0・6℃上がりました。

その後、深部体温が下がることで眠くなってくるのですが、入浴前の深部体温に戻るまでに90分程度かかることがわかりました。つまり、**眠りやすいコンディションになっているのは、お風呂上がり直後よりも90分程度経ってから**なのです。

ですから、寝たい時間から逆算して、90分前にお風呂から上がっているようにするといいのです。

シャワーを浴びるだけだと、体温の変化はさほどないので、こうした入眠効果は期待できません。

眠りの質をよくしたいということなら、シャワーを浴びるよりは、足湯につかるほうが効果的です。皮膚温度を上げて熱放散しやすくなるので、身体は湯につかっていなくても、深部体温は下がるのです。

冷え性の人は靴下より足湯で ○o。

冷え性の人で、「足が冷たくて眠れないから」と靴下をはいて寝る人がいます。これも要注意。じつは**逆効果**です。

足が冷たいというのは、冷えによって末梢血管が収縮している状態です。**これ以上、熱を逃すまいとしているので、熱は放散されにくい。そのため深部体温が下がりにくい**。眠りに入りやすい態勢が体内で整っていないのです。

靴下をはくことで足が温まっても、そのまま眠ろうとすると、靴下に熱放散が妨げられます。もともと熱放散しにくい体質であるうえに、さらに「靴下何枚重ね」のようなことをして、ますます熱放散しにくい状態にしてしまっていることになります。

こういうタイプの人は、**足湯などで温め、血管を開いて熱放散しやすい状態にしてから、靴下をはかずに寝るほうがよく眠れる**はずです。**寝る前にふとんを温めておくのもいい**でしょう。

そもそも冷え性の根本解決は、体質改善で普段から手足の血流量を増やすことです。マッサージをして血行をよくする、運動不足ぎみの人は身体を動かして代謝をよくするように心がけることが大切です。

高齢者こそ、室温管理も徹底する

室温も、体温をコントロールする大事な要素のひとつです。

真夏の暑い時期に寝苦しいのは、気温が高いために深部体温も下がりにくいからです。

高齢者のなかには「エアコンは身体によくない」といってエアコンをつけて寝ることを嫌がる人がいますが、**高齢になるほど体温が下がりにくいので、暑苦しくて眠れない状態をよりいっそう感じやすくなります。**

ひと晩中つけておかなくても、寝るしばらく前からエアコンをつけて室温を下げておき、1～2時間後に切れるようにタイマーをセットしておくと眠りやすくなります。

寒い季節には、朝、起きにくいと感じることが増えます。これは、**室温の低さで深部体温の上昇が阻害されてしまうから**です。

改善する簡単な方法としては、起きる1時間くらい前に暖房が入るようにタイマーをセットして部屋を暖めておく。深部体温が上がるのを室温がサポートしてくれるので、起きやすくなります。

こういった室温管理は、心筋梗塞や脳出血などの発症も抑えてくれる可能性があります。というのは、**血管性の病変は、深部体温のいちばん低い明け方の3時ごろによく発症することが報告されている**からです。

これらを踏まえて、季節によって入眠・起床ルーティンを整えるといいでしょう。

室温は、一般に夏場なら24～26℃、冬場なら22～23℃くらいが快適だといわれていますが、湿度や外気温との差によっても、体感温度は変わります。自分は室温何度くらいがもっとも快適さを感じるかは、知っておいたほうがいいと思います。

体温も大事な生体リズムのひとつ。体温調節という視点をもつことで、睡眠はよりよいものになります。

体温を下がりやすくして、すんなりと眠りに入れるようにすることは、寝入りばな、最初のノンレム睡眠を最高のものにするため、脳をすみやかにクールダウンさせるための重要な条件といえそうです。

寝具に最適な素材とは？

昔は、分厚くて重い綿のふとんが一般的でした。もともと日本には屋内全体を暖めるという感覚があまりなく、局所暖房が当たり前でしたから、家のなかが寒かった。だから、寝るときには分厚く重いふとんをかけて、身体の熱が奪われないようにする必要があったのです。

しかし、いまは暖房設備も充実し、室内を暖かくするようになったので、寝具の条件も様変わりしました。

冬場でも一定の室温が保たれている環境では、重いふとんはまったく必要ありません。**軽くて保温性が高く、かびの心配が少ない羽毛ぶとんが人気なのは、当然といえるでしょう。**

高温多湿の日本らしい寝具だと私が思っているのは、**タオルケット**です。タオルケットとは和製英語で、ブランケットのような肌掛けを、夏用に吸水性のいいタオル地で作ったらいいのではないか、と日本で考えられたものです。いまは欧米にもバスシーツといってタオル素材のものがありますが、もともとは海外にはありませんでした。

赤ちゃん、子どもは特に体温の変動が激しいですし、就寝中に大量の汗をかきます。タオル素材なら手軽に洗濯できますから、非常にいい。

大人は、ひと晩にコップ1杯程度の汗をかきます。**発汗することで皮膚から熱を放出し、深部体温を下げているのです**。

寝具にはいろいろ好みがあると思いますが、体温変化という見地からいうと、寝るときは、熱放散しやすい状態が望ましいので、「**通気性のよさ**」は大事なポイントです。

マットレスや敷ぶとん、掛ぶとんや枕も、あるいは身に着けるパジャマ類も、**自然な体温の変化を妨げない通気性のよいもの、そして汗をかいたらよく吸ってくれる吸水性に富んだものがいちばんいい**のです。

ちなみに、私がここ数年たいへん気に入って、どこに行くにもつねに持ち歩いている素材の衣料があります。

3M（スリーエム）社の「**シンサレート**」**という素材**。

私が愛用しているのは、登山用品で有名なモンベル社がウィンタースポーツウエア用に開発したものです。これが、**薄くて、非常に暖かく、かつ通気性がいい**

のです。

微細な繊維のなかがマカロニのように空洞になっていて、そこに空気が封じ込められるため保熱効果がある。これはシロクマの体毛の構造からヒントを得たものだそうです。

羽毛は洗濯など手入れに神経を使いますが、シンサレートは合成素材なので家庭で手軽に洗えます。またダウンジャケットは持ち歩くのにかさばりがちですが、シンサレートはとにかく薄くてコンパクトなので重宝です。

通気性がいいから、暑いときに蒸れるような感じもなく、保温性が高いので、急激に体温が下がるのも防いでくれる。私はインナージャケット、ベスト、アウターなど何枚も用意して、夏場以外はいつも持ち歩いていますし、パジャマにも使っています。室温をコントロールできない飛行機のなかでのアウターとしても、お勧めです。

私はよく冗談で、「シンサレートのパジャマ着用で、風邪など引かなくなったので、寿命が10年延びるかもしれない」と言っていますが、まんざら冗談とはいえないかもしれません。

最近では、シンサレートは寝具にも使われるようになっています。

これらの文面をモンベル社の広報の方が見てくださり、その縁でモンベルの社長である辰野岳史氏にお会いしたことがあります。辰野氏は睡眠の重要性についての私の説明を熱心に聞いてくださった後で、「私たち山男はどんなひどい環境でも眠れるので、自身で睡眠の問題を抱えたことはないんですよ」とおっしゃっていたのが印象的でした。しかし、万人がそうであるわけではないため、良質な睡眠が得られるキャンプ用寝具などを共同で開発できればという話で盛り上がりました。

枕選びの鉄則、頭は冷やせ！

睡眠の質には、枕選びも大切です。

高さ、首の角度のフィット感、材質や硬さ、仰向け寝か横向き寝かの違い……枕に求めるものは千差万別。いろいろ買ってみるけれど、なかなか理想の枕にめぐり合えないという人もけっこういます。

私は日本に帰ってくると、各地のホテルに宿泊することが多いので、たくさんの枕を試すいい機会だと思っています。ホテルによっては、枕が何種類か用意されているところもあります。

いろいろ試してみた結果、ひとつはっきり言えるのは「私には低反発枕は合わない」ということです。

高密度のウレタン素材を使った低反発枕は、柔らかな感触でその人の頭の形にフィットするところから、寝心地がいいと人気があるようですが、**熱がこもりやすい**という欠点があります。

脳の温度は、身体の深部体温と一緒です。より正確に言えば、**脳の温度が下がるから、眠くなるのです**。

睡眠は脳をクールダウンさせるものですから、物理的にも冷やしたほうがいいわけで、冷やせば睡眠が促進されます。

通気性が悪くて、熱がこもるような感じの枕は、あまり睡眠の質を上げてくれないように思えます。

体温は熱産生と熱放散で調節されていると前述しましたが、生活環境下の体温調節において外的環境因子によって熱がこもる「うつ熱」を、第三の因子としてあげる研究者もいます。

低反発を謳っているものは、枕でもマットレスでもそうですが、身体のラインに沿うように密着しやすいという特徴をもっています。ですから、身体にフィットするという心地よさを感じる一方で、**密着性が高い分、蒸れやすい**ということにもなります。特にウレタン素材というのは、通気性がよくありません。また、吸湿性はあっても蒸発しない。

では高反発のものはどうかというと、高反発でもウレタン素材を使っているものは非常に多いです。新しいファイバー素材を用いた高反発の枕も開発されてきましたが、それらは通気性が良くても頭のすわりが悪く、寝ている間に頭がずれ落ちてしまいやすいのです。

ウレタン系の素材を使っていても通気性や吸湿性のよいものもあるのかもしれませんが、一般的な傾向としては熱がこもってしまいやすいといえると思います。

これらの経験を生かして、私が創業し研究顧問を務めるブレインスリープ社では、ファイバー素材で頭の部分とその周辺に頭の形状に合わせて何段階もの硬さのグラデーションをつけて頭のすわりを良くした枕を開発しました。すなわち通気性のよい高反発で頭のすわりが良い枕です。「脳が眠る枕」として高い評価を得ています。

この開発は、創業以来20年以上にわたり特殊マットの研究と革新を重ねてきた大分県玖珠《くす》町にあるエコ・ワールド社の江口ゆかり社長との共同開発による成果です。ブレインスリープの枕にも用いた「E-CORE」は、ポリエチレンが原料で100％リサイクル可能でエコ・ワールドの社名の由来にもなっている素材です。

アスリート100人の、マットの嗜好性

エアウィーヴ社がアスリートの睡眠サポートにたいへん力を入れている関係で、2014年のソチ五輪に出場した日本人アスリート100人の、マットの嗜好性《しこうせい》を解析したことがあります。

ひとことでいうと、**体重の重い人は硬めのマットを好み、体重の軽い人は柔らかめのマットを好む**という傾向が出ました。

もちろん、これは体重だけの問題ではありません。体格の違い、つまりやっているスポーツの種類による筋肉の付き方、体型なども関係していました。たとえば、細身の体型でしなやかな筋肉を持つフィギュアスケートの選手と、大柄でがっしりとしたボブスレーの選手とでは、快適だと感じるマットの質はかなり異なりました。

一流のアスリートほど、自分の身体のコンディションの整え方をよく把握しています。そして、睡眠の質をどうやって高めるかということもよく考えています。だから、よい眠りのための条件についても、気づきが多いのです。

いずれそういうデータもまとめて、運動パフォーマンスを上げる睡眠のとり方についてのエビデンスを出したいと考えています。

好みというと、主観的、感覚的で曖昧《あいまい》なもののように思えますが、**その人が好む理由は、体格や体型にも左右されます。どんな職業に就いているか、つまりど**

この筋肉が疲労し、緊張しやすいかによっても違うでしょうし、年齢によっても変わってきます。

睡眠研究というと、とかく睡眠障害の機序の解明と治療法に関する研究のように捉えられがちです。もちろんそれは重要な研究ですが、一般の人々の睡眠の質を考えることも、重要な研究の一環だと私は考えています。多くの人が睡眠の悩みを抱えている現状を考えると、その社会的意義は非常に大きいと思います。

日本の家庭の照明はまぶしすぎる？

アメリカの生活に慣れきっている私は、日本に帰ってくると、いろいろなところで「まぶしいなあ！」と感じます。

たとえば、レストラン。アメリカの飲食店は夜、非常に照明を暗くしているので、「日本の飲食店は夜でもなんと明るいのだろう」と思います。

ホテルの室内も、日本はかなり明るい。

そもそも家庭の照明が、まったく違います。日本の家庭は、最近でこそ蛍光灯が減って、天井に取りつけるタイプのシーリングライトが増えたようですが、白色系の明かりを煌々《こうこう》と灯《とも》します。

アメリカでは、家庭の照明で天井直つけの白色系の蛍光灯やシーリングライトを使うことはほとんどありません。基本的に、オレンジ系の間接照明だけです。

なぜアメリカの家庭は、照明が暗めなのか。

それは、家庭はくつろぎ、休息する場だという意識が強いこともあるでしょう。欧米の白色人種の人たちは目の色素も薄いので、白色系の明かりをとてもまぶしく感じやすいということもあります。もちろん、オフィスや学校は明るい照明が用いられていますが、日本ほどは明るくありません。

何でもかんでもアメリカがいいというつもりはありませんが、**睡眠の質という観点からいうと、日本は夜の照明が明るすぎます**。夜は本来暗いもの——。抑えるところは抑えて、身体が〝休息モード〟に入りやすくなるような配慮をしたほうがいいでしょう。

調光できるようであれば、リビングの照明などは、夜にはオレンジ系の色味にする。あるいは、間接照明に切り替える。

風呂場やトイレの照明も落とす。

寝室のライトも暗くする。

特にブルーライト系を避けて、暖色系にする。

寝る前の環境を整えて、体内時計を勘違いさせないようにすることです。

よく、夜中にトイレに起きて、それから眠れなくなるという高齢者の方がいますが、途中で起きたときに、明るい照明がパッと目に入ることで、覚醒スイッチが入ってしまう可能性もあります。そうであれば、夜間にトイレへ行く際に光が直接目に入らないよう、足下を照らす照明にする。

夜の照明を変える工夫はいろいろできそうです。

まぶしい照明は、朝にこそ浴びましょう。

メリハリをくっきりつけると、体内時計はもっと調整されやすくなるはずです。

夕食は、入眠2〜3時間前には済ませる ○。

「おなかが空いて眠れない」

そんな経験はありませんか。

特に夜間の空腹時は、通常夜間に分泌が抑制されている覚醒ホルモンである「オレキシン・ハイポクレチン」（268ページ参照）の分泌が増すので眠れなくなるのです。

動物には、空腹になると餌《えさ》を探すという本能があります。ハングリーなときは、眠るどころではない、むしろ覚醒レベルを上げて、餌の獲得に勤《いそ》しまなくてはならない。ヒトの身体にそういった野性的な本能がどの程度強く残っているかはわかりませんが、空腹になると眠れなくなる機能は働いています。

ですから、ダイエットをしていて夕食を抜くといったことをすると、眠りの質に影響します。

満腹になると眠くなります。しかし、そのまますぐに寝てしまうと、消化器官はさかんに活動しているところですから、身体機能のスイッチオフ・タイムにならない。つまり、これもまた睡眠の質を下げてしまうことになります。

こんな状況では摂取した食物がエネルギーとして使われず、脂肪として蓄積することが知られていますが、最近の研究では、夜間に発現が増える時計遺伝子のひとつが、脂肪をためる酵素の働きを高めることも判明してきました。

入眠時に消化が落ち着き、まだ空腹を感じていない状況であるためには、**夕食は、寝ようとする2〜3時間前ぐらいに済ませるのが妥当**です。

また、寝ている間に胃液が食道に逆流する「逆流性食道炎」は、強い不眠を引き起こします。欧米人に多い症状ですが、人種に関係なく寝る前に脂っこいものを食べることは避けたほうがいいです。

生活が夜型になると、夕食後に起きている時間が長くなります。たとえば、午後7時に夕食を摂るとしたら、11時を過ぎたら4時間経過しているわけですから、小腹が空いた感覚になってくる。何か食べたくなって、食べる。

睡眠時間が短いと、食欲増進作用のあるホルモン「グレリン」が増加したり、満腹中枢に作用するホルモン「レプチン」が減少したりするため、太りやすいという話もしましたが、**睡眠・覚醒のリズムと摂食活動はつながっています。**

起きている時間が延びるほど、摂食行為も増えてしまう。

就寝時間が午後11時以降という習慣が変えられない人は、むしろ夕食の時間を遅くするほうがいいのかもしれません。

腸内環境と睡眠

近年、睡眠と腸内環境の関連性を示唆する研究が増えています。

腸と脳には同じ神経伝達物質が存在し、相互に作用しています。最初に腸で発見され、後に脳でも神経伝達物質として働いていることがわかった物質も多くあります。また、多くの神経伝達物質はアミノ酸から構成されており、タンパク質の分解やアミノ酸の取り込みに腸が重要な役割を果たしています。

このことから、腸の機能は脳の機能と密接に関連しているという「脳腸相関」という考え方があり、睡眠も腸の機能の影響を受けると考えられています。腸内環境を改善することは、睡眠だけでなく、健康維持にとっても必須であると思われます。

マウスの腸内細菌叢を除去する実験では、通常の状態のマウスに比べて腸内細菌叢を除去したマウスは、睡眠を取るべき時間帯に活動が増え、逆に活動が盛んな時間帯に睡眠を取るようになり、昼夜のリズムが弱まることが観察されました。また、睡眠中のノンレム睡眠とレム睡眠の切り替わりが多く生じました。腸内細菌叢を除去したマウスでは、神経伝達物質のセロトニンが枯渇し、グリシンやGABAが増加するという変化もありました。これは、神経伝達物質の腸内バランスの変化が睡眠・覚醒の構造に影響を与えることを示唆しています。

腸内環境を整えるためには、まず腸内細菌のエサとなる食物繊維を穀物、豆類、野菜、果物などの植物性食品から摂取することをお勧めします。食品に含まれる防腐剤や添加物は腸内細菌を弱めるため、腸に不安のある人はファストフードやコンビニ食は避けたほうがよいでしょう。さらに、腸内細菌を増やすためには、納豆、味噌、ヨーグルトなどを摂取するとよいです。

腸管の運動は自律神経のバランスによってコントロールされているため、心的ストレスによって交感神経と副交感神経のバランスが崩れると腸内細菌のバランスも乱れます。

ストレスをためないことも腸内環境を整えるために重要であり、睡眠の改善にもつながります。腸内環境を改善することは、睡眠だけでなく、健康維持にとっても必須ですので、規則正しい生活をして、暴飲暴食はさけ、バランスの取れた食事をとることを心がけてください。

いい眠りにはポジティヴな条件付けを

脳は刺激を受けると活動的になります。身体と共に脳も〝休息モード〟に入りやすくするためには、脳を刺激することは避けたほうがいい。自律神経でいえば、副交感神経が優位になって、穏やかに落ち着いて過ごせるようにすることが大切です。

現代における大きな問題のひとつが、寝る直前までデジタル機器を使いつづけている人が多いことでしょう。

パソコンやスマホなどの液晶モニタはブルーライトを発するので、メラトニンの生成を阻害し、体内時計を狂わせる原因となりますが、問題は光だけではありません。デジタル機器を操作する、情報を得る、あるいは人とコミュニケーションをとる、その行為自体が脳を刺激しつづけています。

できれば、**「夜〇時以降は、デジタル機器から離れる」といった習慣をつけたほうがいい**と思います。最低でも、寝る前1時間から1時間半くらいはやめるべきです。

特に、**子どもこそ時間制限が必要**です。スマホなどは、夜は親が保管する、あるいは親の目の届くところで管理する。「夜はやってはいけないもの」という意識をもたせることは、子どもの健康や生活態度に深い影響を及ぼす習慣づけにつながっていきます。

もちろんそれを徹底させるには、親自身もしっかりルールを守る必要があります。

刺激は、必ずしも外から入ってくるものだけとは限りません。

何か考え事をはじめる。たとえば心配事について考えはじめると、連想ゲームのように次から次へと思いが広がっていきます。これらの心配、不安といった内側からの要素は、脳を刺激して眠りを遠ざけてしまうのです。

脳をスイッチオフして、眠りの世界へと入りやすくするキーワードは、「単調」と「退屈」です。単調で、退屈さを感じるようなことが、眠気を誘うのです。

入眠前に向いているのは、音楽でも本でも、単調で退屈になるようなもの。身体がリズムをとりたくなるような音楽、面白くて読み進めずにはいられないような本は、昼間のお楽しみ。就寝前には避けましょう。

夜になると、睡眠欲求が高まって自然と眠くなる、そんなリズムを促すには、決まった流れで生活すること。○時に夕食を摂り、○時に入浴し、いつものパターンで夜の時間をリラックスして過ごし、床につく時間も一定にする。**いつものルーティンをくり返す**ことがいいのです。

『ジェインのもうふ』（偕成社）という子ども向けの絵本があります。お気に入りの毛布がないと寝られない女の子のお話ですが、確かに子どもには、毛布やタオルケットだったり、ぬいぐるみだったり、「これがあると安心して寝られる」というものがけっこうあります。

なぜそれが眠りへと誘うのか。

肌触りや手触りといった感触の気持ちよさ、そこにしみ込んでいるにおいといった感覚的な心地よさが、安心感をもたらすからだと思われます。

お母さんが、自分が昼間着ていた洋服を子どものふとんの上にのせてあげたところ、寝つきがよくなった、という話を聞いたことがあります。お母さんのにおいは、子どもにとって大きな安心感があります。

本の読み聞かせをすると寝つきのいい子は、物語が好きというだけでなく、お母さんやお父さんの声を聞いている状態が心地よいということもあるはずです。

大人でも「自分が眠りに入るためのいい条件付け」をいろいろもっていると、より眠りやすくなります。

たとえば、抱き枕。なぜあれで眠りやすくなるかというと、身体の緊張をほぐしやすい体勢をとれるからです。寝相《ねぞう》にはその人の疲れ方があらわれるといいますが、抱き枕があると寝つきやすい人は、それがあることで過緊張をゆるめる体勢をとりやすくなっているのです。

蒸気で目元を温めるタイプのアイマスクがよく売れているのは、目の疲れを感じている人が多いからでしょう。

安らぎを感じるアロマなどの香り。

リラックスできる音楽や波、雨、川のせせらぎのような音。

肌触りが心地よい寝具やパジャマ。

頭のマッサージ。

呼吸法。

眠ってしまうと感覚が遮断されるので、香りも音も感じなくなりますが、眠りにいたるまでをスムーズに心地よくしてくれるいい〝入眠装置〟があると、最初に深いノンレム睡眠が出るいい睡眠周期に入りやすくなります。

睡眠における香りの効果、音の効果に関する論文は、かなりたくさんあります。ただ、そのうちの８割ほどは科学的な信憑性《しんぴょうせい》について判断しがたいともいわれます。それは「間違っている」というわけではなく、どんな人にも効果があるとはいいきれないからです。

しかし、そういうものが「睡眠によくないいい効果をもたらす」ことはほとんどないと考えられます。ですから、あまり神経質にならず、いろいろ試してみて、「自分には効果がある」と思えるようだったらつづけてみるといいでしょう。

目覚ましは二度鳴らす

睡眠の質は、目覚めのすっきり感に大きく左右されますから、さわやかに目覚められることが大事です。

スヌーズで数分おきに何度も目覚ましを鳴らすのは、あまりいい目覚めではないはずです。何度も鳴るのになかなか起きられないのは、身体がまだ起きる準備が整っていない段階にあるから。

目覚ましのタイミングも、身体のリズムや睡眠のメカニズムを考慮すれば、ストレスにならない寝起きが得られます。

第2章でも紹介しましたが、私が考案し、「タイム・ウインドウ　アラーム（Time Window Alarm）」と名づけた方法は、**基本的に二度、目覚ましを鳴らす方法**です。

絶対起きなければいけない時間が、たとえば午前7時とすれば、一度目は6時40分にセットする。**一度目は小さく鳴らします**。そのときにさっと目覚められない場合は、深い睡眠にあると考えられます。ここで大音量にして、深い眠りを断ち切ると、すっきりした目覚めになりません。

そこで、睡眠が浅くなってくる時間を確率的に予測して20分くらい間隔をあけ、二度目のアラームを7時にセットする。**二度目は大きな音で鳴らします**。

こうすると、一度目のアラームがあまりストレスになりません。起床時間に幅を設けるという意味で、タイム・ウインドウ　アラーム。二度目のアラームまでの間隔を、15分にしてみるとか、30分にしてみるとか、変えて試してみてもいいでしょう。

もし最初のアラームでスッと起きられたら、目覚めもすっきり、気分も爽快です。起きたい時間の前倒しですから、朝の20分、ゆっくり朝食を摂るとか、エクササイズをするとか、その時間を有意義に過ごす。自律神経も交感神経が優位になり、気持ちにも余裕ができます。

睡眠の深さを自動的に感知してアラームを鳴らす目覚まし時計も考案されていますが、現時点では、アラームに利用できるほど正確に睡眠の深度はセンシングできません。

タイム・ウインドウ　アラームの効果のほどもいずれ調査してみたいと考えています。

うたた寝も快眠タイムにしてしまう

くつろいでテレビを観ながら、いつのまにかソファでうたた寝。ハッと気がついたら、首をへんに曲げた姿勢のまま寝ていたため、寝ちがえてしまった。あるいは、エアコンの風を直接受けて、夏風邪を引いてしまった……。ありがちな話です。

うとうとしていつのまにか寝ていたというのは、ある種、心地よいものです。

本当は、眠くなってから電気もテレビも消し、寝床に入ってきちんと寝るのがいちばんいいのですが、うたた寝しがちならば、**仮眠の場としてのコンディションをよくする**ことも考えたほうがいいと思います。

ソファは、首を大きく曲げたり、脚を縮めたりという窮屈な姿勢ではなく、脚を伸ばして寝られるようなタイプのものにする。

そもそもソファとは、座るだけでなく横たわってくつろぐためのものでもあります。いちばん眠いときに窮屈な姿勢で寝るのは、もったいない。それが、くつろげる自宅であればなおさらです。

ついでに枕代わりのクッションやブランケットも用意しておいて、どうせ寝るのであれば、質の高い睡眠にしたほうがいいではありませんか。

ごろ寝用マットとか、うたた寝枕といったものも、いまは種類もいろいろあります。そういう寝具グッズを用意するだけで、うたた寝の質も変わります。ブレインスリープでも携帯用の高反発枕を出しており、持ち運びしやすいのでうたた寝にもお勧めです。

短時間の仮眠であっても、寝る姿勢や環境を整えて、いい眠りにする。これも睡眠に対する意識改革のひとつです。

さらに、質の高い睡眠のために大切なのが、**睡眠のトラブルを放置しない**ことです。睡眠中のことなので、本人には自覚症状があまりないこともありますが、家族の声に素直に耳を傾ける気持ちが必要です。睡眠障害も、早期であれば生活習慣や環境によって改善できるケースは多いものです。進行すると、大きな病気につながるリスクがありますから、用心してください。

第７章

「睡眠障害」について知っておきたいこと

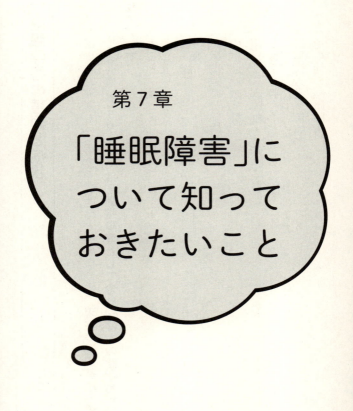

睡眠障害の種類と症状

ひと口に睡眠障害といっても、病態は多種多様です。**現在の国際基準（米国睡眠医学会による分類ICSD-3）では、睡眠障害として合計64種もの診断名が記載されています。**

大別すると、次のように分けられます。

1 不眠症
2 睡眠関連呼吸障害群
3 中枢性過眠症群
4 概日リズム睡眠・覚醒障害群
5 睡眠時随伴症群
6 睡眠関連運動障害群
7 その他の睡眠障害

もっとわかりやすく整理すると、自分自身で睡眠に関する問題を自覚できる場合と、自分では気づかずに、家族など他者から指摘される場合とに分けられます。

■自覚できる症状

- 不眠（寝つきがよくない。中途覚醒し、再入眠できない。早朝覚醒する。熟睡したという感覚が乏しい）
- 過眠（日中眠くて仕方ない。居眠りをして注意される）
- 睡眠・覚醒リズムの問題（適切な時刻に入眠できず、希望する時刻に起床することができない）
- 就寝時の異常感覚（脚がむずむずしたり、ほてったり、脚をじっとさせていられないためによく眠れない。夕方以降に悪化）

■他者から指摘される症状

- いびき・無呼吸・歯ぎしりなど（いびき。眠っているときに息が止まる。突然息が

詰まったようにいびきが途切れる）

- 睡眠中の異常行動（寝ぼけ行動。寝言。睡眠中の大声・叫び声）
- 睡眠中の異常運動（寝入りばなや夜間に、脚がピクピクと動いている）

あなた自身や家族に該当するものはありますか？

原因が判明していないものも多い

現代は、非常に多くの人が睡眠の問題を抱えています。

以前は、医療機関を受診して診断がつき、治療をしている中等度、重症の人を睡眠障害といっていました。しかし、病気と呼ぶにはいたらない軽症でも、本人の自覚症状がない場合でも、健康被害やパフォーマンスの低下を起こしていることがわかってきて、睡眠障害の概念はより広がりました。

アメリカでの疫学に基づいた統計で推定すると、潜在的な睡眠障害の患者は米国内に7500万人程度いると見られています。人口比で考えると、日本でも2500万人程度の潜在的な睡眠障害の患者がいても不思議ではありません。**現象としてはわかっていても、まだ原因が判明していないものもたくさんあります**。原因がわからないと、根本的な治療が難しい。対症療法にならざるを得ない。そういう状況なので、薬の多用という問題も生じやすくなるのです。

不眠症も本当に難しい。

主観的に不眠症状があるからといって、客観的に「不眠症」だとはいえません。しかし、**客観的な検査である睡眠ポリグラフ検査を行なっても、「これがあったら不眠症です」というはっきりしたマーカー**（**陽性所見**）**はない**のです。

不眠と過眠はつねに表裏一体です。昼間に過眠があるために、夜寝るべき時間に眠りにくくなってしまっていることもあります。その場合でも、本人が強く感じるのは「眠れない」ことである場合が多いわけです。

「睡眠時無呼吸症候群」や、脚をじっとさせていられない「むずむず脚症候群」でも、睡眠が浅いため不眠を感じます。

不眠症のなかには、眠れないこと自体が不安になる人もいます。不安神経症のようなものです。そういう患者さんは不眠状態への囚われが強いので、症状に対して過度に神経質になっているところもあり、自己申告では正確な状況を把握しにくいという問題もあります。

極端な話、たとえ不眠を起こしているような様子は見られなくても、患者さん自身が「眠れない」とか「寝た気がしない」と訴えていれば、不眠状態にあると判断するしかありません。

ですから、**主観の不眠は客観の不眠ではないといっても、結局は本人の訴えに基づいて原因探しをしていくしかない**のです。

なかには見逃してはいけない病気の可能性もあります。簡単には診断がつかないとはいえ、睡眠に問題を抱えていたら、やはりきちんと調べるべきです。

睡眠障害の治療は、原因だと推測される要素をひとつずつ潰していく「除外診断」になることが多いです。

受診するにあたっては、**「特に何に困っているか」をはっきりさせることが大事**

です。

寝つきが悪いことがつらいのか。昼間眠くなるのが困るのか。自覚はないけれど、家族から心配されている問題があるのか。ただ「眠れない、眠れない」と嘆くのではなく、何がもっとも問題なのか、何に困っているかをはっきりさせましょう。そうすることで、まずは何から改善していったらいいかが具体的になります。

自分の睡眠において「何がいちばん問題なのか」を自覚することが、睡眠改善における大切なポイントです。

睡眠障害は遺伝だけとは限らない

「睡眠障害も、遺伝的な資質が関係しているのでしょうか？」

ときどき質問されます。

遺伝要因もまったく無関係ではありません。なかには家族性のもの、つまりその家系に頻出しやすい病態というのもありますが、一般によく見られる**頻度が高い睡眠障害は、多因子遺伝での影響を受けているため、何が関係しているのかは特定しにくい**のです。

睡眠障害に限らず、いろいろな病気に関して、新聞やネットに「○○病の感受性遺伝子が発見された」といったニュースが載ることがあります。それだけを取り上げると、その疾患の原因が特定できるようになったかのような印象を受けますが、実際のところはそうではありません。

すべての染色体上に個人差を示すマーカーが何十万とあって、そのマーカーの多型と、病気の発症とがリンクしていることがあります。つまり血液型のように個人差があるDNAの配列が染色体の至るところに存在し、どの血液型が疾患とリンクしているか網羅的に調べるのです。しかしながら、先に述べたとおり、よく見られる頻度が高い睡眠障害は、多因子遺伝での影響を受けています。そのたくさんある関連遺伝子のうちのひとつの遺伝子が見つかったからといって、それで原因が解明できるわけではありません。

またマーカーは遺伝子そのものではなく、マーカーの近傍に疾患感受性遺伝子が存在する可能性を示唆しているにすぎません。実際には、そのマーカーの近傍の遺伝子を一つひとつ調べ、特定の遺伝子が疾患の発症に関与しているかどうかを調べるといった実験を重ねないと、見つかった遺伝子が本当に疾患感受性遺伝子なのかはわからないのです。

たとえば「むずむず脚症候群」でも感受性遺伝子が5つほど見つかっていますが、それぞれの遺伝子がどういうふうに病気の発症に関与しているかというところまでは、まだわかっていません。

5つの遺伝子すべてに変異があれば、疾患の発症頻度は、変異がまったくない人に比べて8倍ぐらい高くなるのですが、ほとんどの患者さんは、1、2個の遺伝子に変異があるか、変異はまったくないのです。

多因子遺伝による疾患は、環境要因の影響も受けています。

そういう意味では、**睡眠障害の場合、多因子遺伝があって環境要因の影響も受けていることが多い、**という曖昧模糊《もこ》とした言い方をせざるを得ないのです。

しかし、だからこそ環境を変えることで症状が改善する可能性も高いのです。

いびきと睡眠時無呼吸症候群の関係

睡眠状態に入ると、身体の筋肉は弛緩《しかん》、脱力します。眠ってしまった子どもを抱きかかえると普段よりも重く感じるのは、筋弛緩により身体がぐったりとしているからです。

睡眠時には、気道や舌周辺の筋肉も脱力してゆるみます。このときに舌が落ち込み、狭まった気道をふさいでしまうような状態になるのが「睡眠時無呼吸症候群」です。

これが睡眠障害として医学的に確認されたのは、1950年代のことですが、症状としては、それより100年以上も前から知られていました。というのは、イギリスの小説家ディケンズの『ピクウィック・クラブ』という作品に登場するジョーという太った少年が、しょっちゅう大いびきをかいて居眠りをしているとい

7-1　昔からあった睡眠障害

ディケンズの小説
『ピクウィック・クラブ』
（1836～37年）

表紙

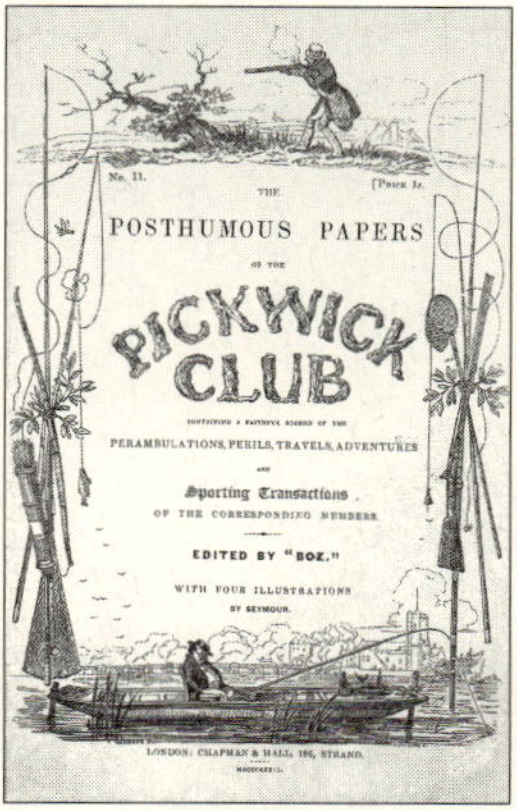

本小説に睡眠時無呼級症候群が疑われる少年（ジョー）が登場する
資料：京都外国語大学付属図書館蔵

病草紙
（平安時代<794～1192年>）

不眠症の女

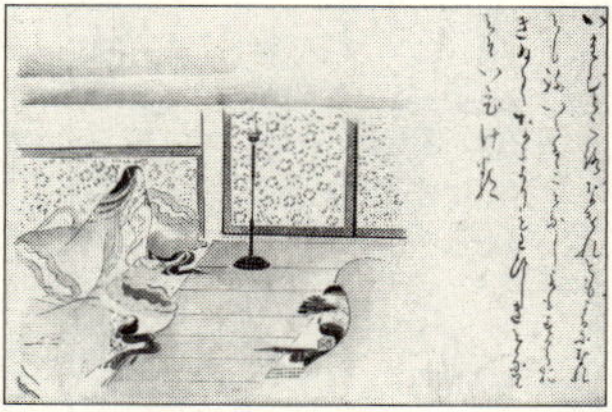

嗜眠癖の男

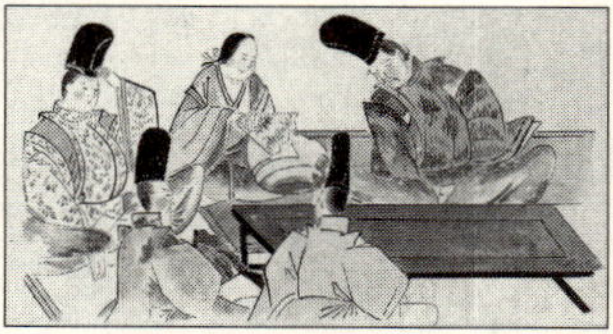

資料：『病草紙：異本』写　国立国会図書館デジタルコレクション

う描写があり、これは明らかに睡眠時無呼吸症候群だと考えられているのです。ディケンズがこの小説を発表したのは１８３６～３７年です。

これに由来して、睡眠時無呼吸症候群のことを「ピクウィック症候群」と呼ぶこともあります（7－1）。

睡眠医学の歴史は浅いと前述しましたが、睡眠障害は古くから存在していたと考えられます。

日本では、平安時代に描かれた『病草紙』という絵巻物には21の病気が記載されています。そのなかで、ひとりだけ朝まで眠れず指折り数えている「不眠症の女」、雑談の最中に突然眠り込んでしまう「嗜眠癖の男」という、現在でも最も典型的な2つの睡眠障害が描かれています。『病草紙』には痔瘻《じろう》などの病気も描写されており、1000年前から睡眠障害が痔と同じくらい厄介でありふれた病気であったと推測されます。

ディケンズの小説にも登場した睡眠時無呼吸症候群は、生活習慣によってメタボ体型の人がなりやすい傾向があります。肥満に加え、血液が粘稠《ねんちゅう》(ネバネバ)になってくるので、高血圧、糖尿病などの生活習慣病にもなりやすい。さらには、心筋梗塞、脳出血、脳梗塞などを引き起こすリスクが高い。2〜4倍のハイリスクだといわれています。

大きないびきをかくことが多いので、一緒に寝ている家族に迷惑をかけますし、呼吸が止まった後には、あえぐような様子(再呼吸)があるため、家族は心配になります。ところが、本人はあまり危機感がないことが多いのです。

自覚症状はなくても家族に指摘されたら、スマホやビデオカメラをセットして、一度自分の睡眠状態を確認してみるといいと思います。呼吸音を録音するだけでも、無呼吸やその後の再呼吸の様子がわかります。

いびきと睡眠時無呼吸症候群の関連性は深いといわれますが、いびきをかくからといって、それがすべて睡眠時無呼吸になるわけではありません。**いびきが睡眠に問題をもたらしているかどうかは、血中（動脈血）の酸素の飽和度が低下しているかどうかでおおまかにわかります。**

「パルスオキシメーター」をつけて、光で透過して、血中の酸素を測ります。「パルスオキシメーター」は新型コロナウイルスの感染症や肺炎における血中の酸素飽和度のモニタリングで一躍有名になったので、ご存じの方も多いと思います。血中の酸素飽和度の低下が見られない、また睡眠中に呼吸が止まることもないいびきなら、あまり問題はないといえます。

ただし、呼吸の止まらないいびきであっても、昼間眠くなるような場合は、血中の酸素飽和度が下がっている可能性があります。また、いびきをかかなくても、上気道の抵抗が強い人は、血中の酸素の飽和度が低下する場合もありますから、いびきのあるなしだけではなかなか判断できません。

睡眠時無呼吸症候群は、睡眠障害のなかでも治療の必要度の高い疾患ですから、兆候を感じたら、可及的すみやかに専門医の治療を受けるべきです。

夢に合わせて身体が動いてしまう「レム睡眠行動異常症」○o。

睡眠中には筋肉が弛緩して、無動状態になるのが普通ですが、その抑制機能に異変が生じて身体が動いてしまい、困ったことが起きるケースもあります。「レム睡眠行動異常症」です。

レム睡眠のときは、8割ぐらいの確率で夢を見ています。

ノンレム睡眠のときにも夢は見ていますが、夢の質が異なります。ノンレム睡眠のときの夢は漠然としたもの、それに対してレム睡眠のときに見ている夢にはストーリーがあります。

レム睡眠ではいろいろな夢を見ます。目が覚めてから「こんな夢を見た」と覚えているのは、たいがいレム睡眠の最後、起きる直前に見ていた夢です。

普段、レム睡眠のときには大脳皮質の運動野《うんどうや》の神経は活動しているのですが、運動系の神経伝達を抑制する機能が働いています。ところが、その抑制機能が阻害されてしまうと、睡眠中に夢に対応するように、身体が動いてしまう。**自分の意思と関係なく、不随意《ふずいい》運動が起きるのです**。これがレム睡眠行動異常症。

実際にどんなことが起きるのか。

たとえば、バスケットボールをしている夢を見ていたら、寝ながらシュートする。

ボクシングをしている夢だったら、パンチをくり出す。

一緒に寝ているベッドパートナーを殴ってしまい、傷害事件に発展してしまったケースもあります。

これも睡眠障害のひとつだと知らないと、突然暴れだして何が起こったのかと驚きます。実際、びっくりした家族が、「突然〝狐憑《きつねつ》き〟がはじまった」と訴えるようなこともあります。

ただ、譫妄《せんもう》状態と異なるのは、症状の出ているときに覚醒刺激をするとすみやかに覚醒し、異常行動のもととなった夢のことを思い出すことができる点です。

男性に多く、パーキンソン病やレビー小体型認知症など、特定の神経変性疾患の症状がはっきり出現する前に出ることがあります。

では、レム睡眠行動異常症が起きたら、パーキンソン病やレビー小体型認知症の予知になりその発症を防げるかというと、そういうものでもないのです。

アルコールや精神安定剤などで誘発されることもあります。

加齢、老化が関係しているともいわれ、これからの時代、高齢化がますます進むので、発症頻度が上がることも考えられます。

貧血の人に多い「むずむず脚症候群」○○。

ほかにも、**睡眠中に不随意運動が起きるものがあります。**

比較的頻度が高いのが、「むずむず脚症候群（レストレスレッグス症候群）」。脚の深部にむずむずと不快な感覚が起こって、じっとしていられなくなります。「下肢静止不能症候群」とも呼ばれます。

高齢になるとなりやすい「皮膚掻痒症《そうようしょう》」の場合は、皮膚がかゆくなるものですが、むずむず脚症候群は皮膚のような表層部ではなく、身体内部の異常知覚です。むずむずするだけでなく、痛みが出る場合、かゆみが出る場合など人によっていろいろ。重症になると、気になって深い睡眠がとれません。

むずむず脚という名称ですが、脚ばかりではなく、腕や手、時には体幹に起きることもあります。

複数の疾患感受性遺伝子が見つかっていますが、原因はいまだ不明です。

鉄欠乏性貧血の人、腎不全で人工透析を受けている人に多いことがわかってきており、中枢神経の鉄分減少がドーパミンの機能低下につながると考えられています。

むずむず脚症候群と密接な関連があるのが「周期性四肢運動障害」で、比較的

眠りの浅いときに、一定の間隔で、脚や腕に不随意運動が起こります。睡眠時に脚が無意識に動いてしまうのです。

むずむず脚症候群の半数以上の人が、周期性四肢運動障害も発症しています。むずむず感を伴わない周期性四肢運動障害では、睡眠の障害はそれほど強くなく、治療が必要ないことも多いです。

突然眠りこけてしまう病気「ナルコレプシー」○。

「ナルコレプシー」は過眠症の代表格です。十分な睡眠をとっていても、**日中、強烈な眠気に見舞われ、まるで失神するかのようにたちまち眠ってしまいます。**

眠っている時間はものの10分、15分程度で、そんな短時間の睡眠でも目が覚めるとすっきりしているといいます。しかし2~3時間すると、また同じように激しい眠気が襲ってくるという病気です。

日本でナルコレプシーの患者として有名なのは、作家の故・色川武大《たけひろ》(阿佐田哲也）さん。執筆中や、対談中、麻雀を打っている最中にも眠ってしまった話はよく知られています。

ナルコレプシーには、過眠だけでなく、ほかにも変わった症状があります。

ひとつは、**情動脱力発作。笑ったり、喜んだり、驚いたりという情動の動きがあるときに、全身の筋肉の脱力が起きて、腰が砕けるようになってしまう**のです。

もうひとつが、**金縛り発作。入眠時、うとうとしているときに、人が座っていたり、壁から人が出てきたりといった視覚的な幻覚があります。**身体は麻痺しているので、声を出そうとしても、声が出ません。ナルコレプシーでは、金縛り発作が頻繁に起こるのです。

ナルコレプシーは、13、14歳ぐらいの思春期に発症することが多い病気です。レム睡眠の異常と関係があって、普通、レム睡眠は入眠してから90分ぐらいして初めて起こるのですが、ナルコレプシーの患者さんでは入眠初期に起こります。

幻覚や金縛りの症状のため、一時は精神疾患に分類され、「ヒステリーの一種ではないか」と見られていたこともありました。非常に奇妙な病気です。

ナルコレプシーの発症メカニズムを突き止める○○。

私は、1987年にスタンフォード大学に留学して以来、30年以上にわたって主にナルコレプシーに関する研究を行なってきました。

スタンフォード大学睡眠研究所の初代所長であったデメント教授は、ナルコレプシー研究にも力を注いでいました。

遺伝的にナルコレプシーを発症する家系の犬（ドーベルマン）を見つけて、研究対象として飼育・繁殖をはじめており、私がスタンフォード大学に留学した翌年からは、フランス人研究者エマニュエル・ミニョー氏を中心に、この犬のナルコレプシーの遺伝子特定の研究がスタートしていました。私はそのチームの一員として、研究に携わることになったのです。

私たちのチームは10年の年月をかけて1999年に、この犬がナルコレプシーになる原因遺伝子を発見しました。ナルコレプシー犬では、オレキシン・ハイポクレチンという神経伝達を担うペプチドの受容体の遺伝子に変異があり、受容体が働かずナルコレプシーを発症していたのです。

１９９８年にサンディエゴのスクリプス研究所とスタンフォードの研究者が視床下部に発現する覚醒系の神経伝達物質の神経ペプチドを発見。これを「ハイポクレチン（hypocretin）」と名づけました。

これとは別に、ほぼ同時に日本人研究グループの櫻井武氏、柳沢正史氏らが、同じ神経ペプチドを発見し、これを「オレキシン（orexin）」と名づけました。まったく異なるアプローチで、同じ時期に同じ伝達物質を発見していたのです。欧米ではハイポクレチンの呼称がよく使われていますが、日本ではオレキシンのほうが一般的です（本書では、日本の読者に馴染みのあるオレキシンと表記しています）。

オレキシンを発見した柳沢正史氏らのグループは、オレキシンを産生できないマウス（ノックアウトマウス）を作製し、これらのマウスもナルコレプシーを発症することを、我々のイヌでの発見と同じ１９９９年に報告しました。動物では、オレキシンペプチド、あるいはオレキシン受容体の遺伝子に変異があり、オレキシンの神経伝達が欠如すればナルコレプシーが発症します。私たちの遺伝病に関連する病的遺伝子を見つける手法はフォワード（前向き）ジェネティクスと呼ばれています。一方、遺伝子の機能を潰してその機能を探る手法をリバース（後ろ向き）ジェネティクスと言いますが、2つの研究室による異なる2つの研究成果が1999年に出合ったのです。

そしてその翌年の2000年、遂に、私たちはヒトのナルコレプシーの発症メカニズムを突き止めました。ヒトでは、視床下部に存在するオレキシン神経細胞が後天的に脱落し、やはりオレキシンの神経伝達障害が起こっていたのです。オレキシンは、覚醒を引き起こし、レム睡眠の出現を強く抑えます。ナルコレプシーではオレキシンの神経伝達が機能しないので、正常な覚醒が維持できず、レム睡眠の異常も出現するのです。

ナルコレプシー発症のメカニズムがわかり、ヒトでは脳脊髄液でオレキシン欠乏の有無を調べることで、ナルコレプシーの早期診断も可能になりました。

しかし、原因が何かはまだわかっていません。自己免疫の機序で脳のオレキシン神経細胞が脱落することが想定されていますが、何に対する自己免疫かといった肝心なところがまだわからない。その原因までたどりつかないと、本質的な治療をしたり、予防したりするところまでいきません。

ヒトのナルコレプシーでは、オレキシンを投与すれば治療できる可能性があります。

ただ、オレキシンは口から服用すると、脳に到達しないうちに分解されてしまいます。ペプチドではなくて、オレキシン受容体を刺激する低分子の化合物が開発できれば、ナルコレプシーの本格的な治療薬ができるでしょう。

しかし、ナルコレプシーは発症率の高い病気ではない（欧米では2000人に1人といわれている）ので、製薬会社の関心度も高くなく、ペプチドの受容体作動薬の開発はスムーズには運びませんでした。

そこでまず、不眠症の治療薬として、オレキシン受容体拮抗薬〈ベルソムラ〉が開発されました。簡単にいうと、都合よく夜間だけにナルコレプシーのような症状を出現させ、不眠症の治療を行う試みです。

現在のナルコレプシーの治療は、眠気に対してはモダフィニル、商品名〈モディオダール〉等の覚醒系薬剤、情動脱力発作にはレム睡眠を抑える抗うつ剤が使用されていますが、いずれも対症療法で病気の根本的な治療ではありません。

ナルコレプシーの患者さんにとっての福音は、現在、複数の製薬会社や研究機関がナルコレプシーの治療目的でオレキシン受容体作動薬を開発中であることです。なかでも、武田薬品工業が開発したオレキシン受容体作動薬は、日本で臨床治験がはじまりました。

残念ながら、最初に開発されたオレキシン受容体作動薬は治療効果が見られたものの、副作用（肝毒性）のために開発が中断されました。しかし、武田薬品工業をはじめ世界中の製薬会社で現在もオレキシン受容体作動薬開発が進められています。

子どもの睡眠障害

子どもの睡眠障害についても触れておきましょう。

すでに解説した「睡眠時無呼吸症候群」「むずむず脚症候群」「周期性四肢運動障害」などは、子どもでも発症することがあります。

「パラソムニア（parasomunia）」とは、**「睡眠時随伴症」**といって、**睡眠中に異常行動や不可解な身体現象がある症状。**子どもの睡眠障害には、このパラソムニアが多く見られます。

具体的には**「睡眠時遊行症（夢遊病）」「睡眠時驚愕症（夜驚《やきょう》症）」「悪夢」**などがあります。

睡眠時遊行症、通称夢遊病は、睡眠中に起きあがって歩き回るなど、比較的複雑な行動をとり、再び就寝するもので、後でその間の出来事を覚えていません。

睡眠時驚愕症（夜驚症）は、眠りについてからあまり時間が経たないうちに、極度の不安から目が覚めてしまうものですが、完全に覚醒しているわけではありません。夜驚症が起きるのはノンレム睡眠時で、3～8歳にもっとも多く起こります。悲鳴を上げて怖がり、心拍数が上昇し、呼吸も速まります（交感神経の興奮）。親がいることに気づいていないようで、激しく転げ回ることもあり、なだめようとしても反応しないこともあります。通常、数分後には再度眠りにつきます。子ども自身は夜驚症を思い出せません。夜驚症を起こす子どもの約3分の1には、夢遊病も見られます。

悪夢は、レム睡眠時に起こる怖い夢で、夜驚症と違い、子どもは完全に目が覚めてから、夢の細部まではっきりと思い出すことができます。

子どものパラソムニアの原因はまだよくわかっていませんが、成長すると発作が起こらなくなる例が多いことから、睡眠に関する脳の神経系の発達や成熟がまだ不完全なため、脳機能の不統合が生じるのではないかと考えられています。

大人になってもこういった症状が残るケースもまれにありますが、症状が固定している場合はそれほど心配する必要はないと思われます。睡眠時遊行症、睡眠時驚愕症、悪夢は通常、成長に伴って次第に自然消失することが多い良性の症状です。

睡眠医療の「専門医」をしっかり選ぶ

睡眠障害は、診断はついても原因がわからないものが本当に多いため、治療法も対症療法が多くなります。

睡眠障害の症状は、しばしば精神疾患と捉えられがちな面もあります。うつ病との関連性も強い。向《こう》精神薬を用いることで一時的によくなることもありますが、根本的な問題が別にある場合は再発します。薬の作用が別の問題を引き起こしたりすることもあります。

症状だけでは原疾患を判断しにくい場合もあるので、やはり**専門の医療機関できちんと診てもらうことが大切**です。

しかしながら、**日本では睡眠の専門医、日本睡眠学会の指導医や専門医の数が圧倒的に足りません**。

いまは睡眠時無呼吸症候群の患者さんの受診が非常に増え、睡眠専門外来の受診者の7～8割を占め、何カ月も検査待ち状態だったりもします。

日本睡眠学会認定の専門医療機関は、２０２４年7月現在で全国に１１４施設。都市部はまだ多いですが、地方は本当に少なく、県によってはいまだにゼロというところもあります。

睡眠の専門家が診ればすぐわかることも、地域によってはそういう専門医もいない、そういう施設もないというのが現状なのです。

こうした状況のなか、〝睡眠ビジネス〟も横行しているようです。

睡眠の知識がほとんどないにもかかわらず、「睡眠外来」を銘打っている医療機関もあると聞きます。

睡眠時無呼吸症候群の治療をする機器を扱う企業が、医療機関に売り込んだり、睡眠外来の開設をもちかけることもあります。簡単に治るものではないので、治療機器を使用しはじめると、その患者さんは長期的な顧客となることは間違いない。ある種、患者さんの囲い込みができるわけで、企業から見ると治療に熱心なドクターは、まるで優秀なセールスマンなのです。

睡眠時無呼吸症候群というハイリスクな病気の治療法が普及すること自体は、悪くないと私は思います。しかし、睡眠の問題に詳しい医師が診ないことには、睡眠障害の治療はできません。

睡眠時無呼吸症候群の治療も、究極的には無呼吸だけでなく、睡眠の質を改善して、患者さんのＱＯＬを上げることですので、そのためには、睡眠専門医が必要なのです。

また、睡眠時無呼吸症候群のみならず、多種多様な睡眠障害の患者さんを、診察・治療するためには、睡眠専門医としての経験が必要です。

第８章

「睡眠薬」との賢いつきあい方

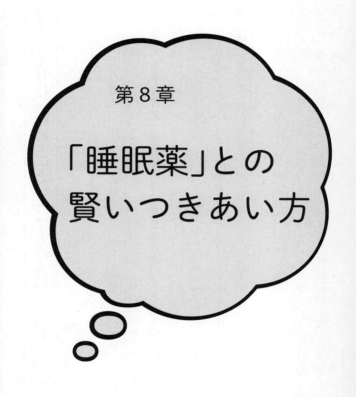

ひとくりに「睡眠薬」といっても中身はまったく別もの

不眠の症状がつらく、睡眠薬を使用している方もいると思います。

それがどんな薬なのか、「どこに効いているのか」きちんと理解していますか？

「医師が出してくれたんだから安心」と鵜《う》呑《の》みにするのではなく、**「どういう効果や影響がある薬なのか」を自分自身できちんと把握することが大切**です。

他の分野の治療薬では考えられないことですが、睡眠薬を含む精神科の薬は、「薬がどういう機序（しくみ）で効いているのか医者も患者も知らない」という信じられない状況を耳にします。これによる弊害を、研究者としてとても危惧しています。

これまでにも述べたように、睡眠とは、「部屋を暗くして音を立てなければ、脳が自然に眠る」というものではなく、「睡眠と覚醒は脳の自発的な活動として引き起こされるもの」です。この知見も1940年代に動物実験で初めてわかりまし

8-1　オレキシンが統合する睡眠・覚醒調節機構

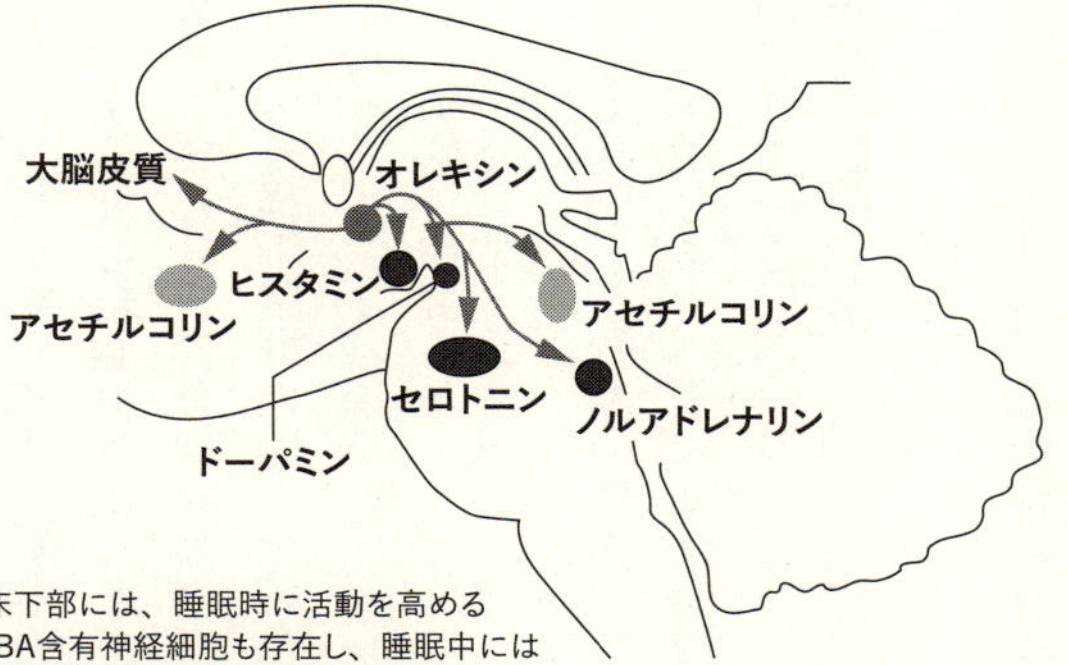

視床下部には、睡眠時に活動を高める
GABA含有神経細胞も存在し、睡眠中には
これらの覚醒系機構を抑制する

西野精治「小児睡眠関連疾患診療のために必要な睡眠の神経生理・神経解剖の基礎知識」『日常診療における子どもの睡眠障害』谷池雅子（編）2015、診断と治療社、p. 144-160.

た。

１９５０年代のレム睡眠の発見後、睡眠研究が急速に進み、１９６０年代になり、覚醒中に活動を高める神経細胞群、アセチルコリンとノルアドレナリン、セロトニン、およびヒスタミンなどが相次いで同定されるようになりました（８-１）。ドーパミンは、睡眠・覚醒で神経細胞の活動は変化しませんが、緊急時や起きようと動機づけられた覚醒に重要だと考えられています。

ノンレム・レム睡眠時にはこれら覚醒系の神経細胞は活動を減弱

しますが、アセチルコリン神経細胞はレム睡眠時にも活動を高め、その一部はレム睡眠時のみに活動します。覚醒系の神経細胞群に比較し、ノンレム睡眠中に活動を高くする神経細胞群は限られており、主なものは視床下部に存在する抑制系アミノ酸のGABA含有神経細胞です。

これらの神経細胞群の働きを統合するのが、ペプチドのオレキシン・ハイポクレチンで(8-1)、先に述べたように1998年になって、アメリカと日本の研究者により発見されました。

これらの睡眠・覚醒調節機構は、「実行系」と呼ばれ、睡眠や覚醒に重要な脳部位に直接作用します。その効果発現も速いです。現在、覚醒系薬剤や睡眠薬として使用されている薬剤の多くは、これら神経伝達機構の受容体に作用し、覚醒や睡眠を促します。

実行系に働く物質以外にも、多くのホルモンや物質が短期的・長期的に影響を与えます。たとえば、松果体ホルモンであるメラトニン、性ホルモンや、コルチゾールや炎症性サイトカインなども睡眠・覚醒に影響を与えますが、実行系の睡眠調節機構に間接的に働き、その機能を修飾するものが多く、反応の速度も遅いものが多いです。

このように多くの機構が睡眠に影響を与えますので、睡眠薬も多種多様になってきています。

「睡眠薬の違いを、どう見極めたらいいのかわからない」という人にまず知っておいてほしいのは、**睡眠薬は大きく2つの種類に分けられる**ということです。

じつは、かつて睡眠薬というと、脳の活動を全般的に抑え鎮静させる薬ばかりでした。そして、いまも医療機関で処方されている睡眠薬の多くが、このタイプの薬です。

日本の雑誌やインターネットの記事では、「最近の睡眠薬は安全性が上がっている」「依存性のリスクが減っている」といった表現をよく見かけます。

確かに40～50年前の薬と比べればその通りなのですが、脳を鎮静化させる薬によってもたらされる睡眠は、自然な睡眠とはいえません。

脳波を調べると、生理的睡眠時の脳波とは明らかに違います。脳波に速波という特定の周波数が出現したり、深いノンレム睡眠を抑え、レム睡眠も少なくなります。いわゆる、人工的な睡眠状態なのです。

そのため、**アメリカではこの手の薬は「ノックダウン型」と呼ばれることもあります。ここ10年ほどは服用に警鐘が鳴らされるようになり、この種の薬は急激に減っています。**

薬物に対する規制というと、日本よりアメリカのほうがゆるいように思われるかもしれませんが、こと睡眠薬に関しては、日本の認識のほうが甘い、対策が遅い。そんな印象を私はもっています。

薬には必ず副作用があります。「**クスリ」は下から読むと「リスク」**。**効果と副作用は、表裏一体**なのです。薬に対する認識に誤解があると、不眠が改善されるどころか、長期的な健康被害に悩まされることにもなりかねません。

この章では、ぜひ覚えておいてほしい睡眠薬の基本について解説しておきます。

バルビツール酸系はもともと麻酔薬

睡眠薬の開発の歴史をさっとたどってみましょう（8-2）。**睡眠薬として最初にできたのは、バルビツール酸系の薬。もともと麻酔薬として開発されたもの**でした。

脳の中枢神経に作用して、どんな人でも麻酔をかけたように眠らせてしまう、まさにノックダウン型の代名詞といえる薬です。副作用も強く、大量に服用すると呼吸が止まるような作用があり、しばしば自殺に用いられることもあったことから、世界中でほとんど使われないようになっていきました。

近年は、麻酔薬や抗てんかん薬としては使われていますが、睡眠薬としてはほぼ見かけなくなっています。

代わって主流になったのが、ベンゾジアゼピン系の薬です。

神経間の情報を伝達するガンマアミノ酪酸（通称GABA、ギャバ）は、脳神経の興奮を抑える働きをしています。そのGABA神経系の働きを強める薬物を化合

8-2　睡眠薬の歴史

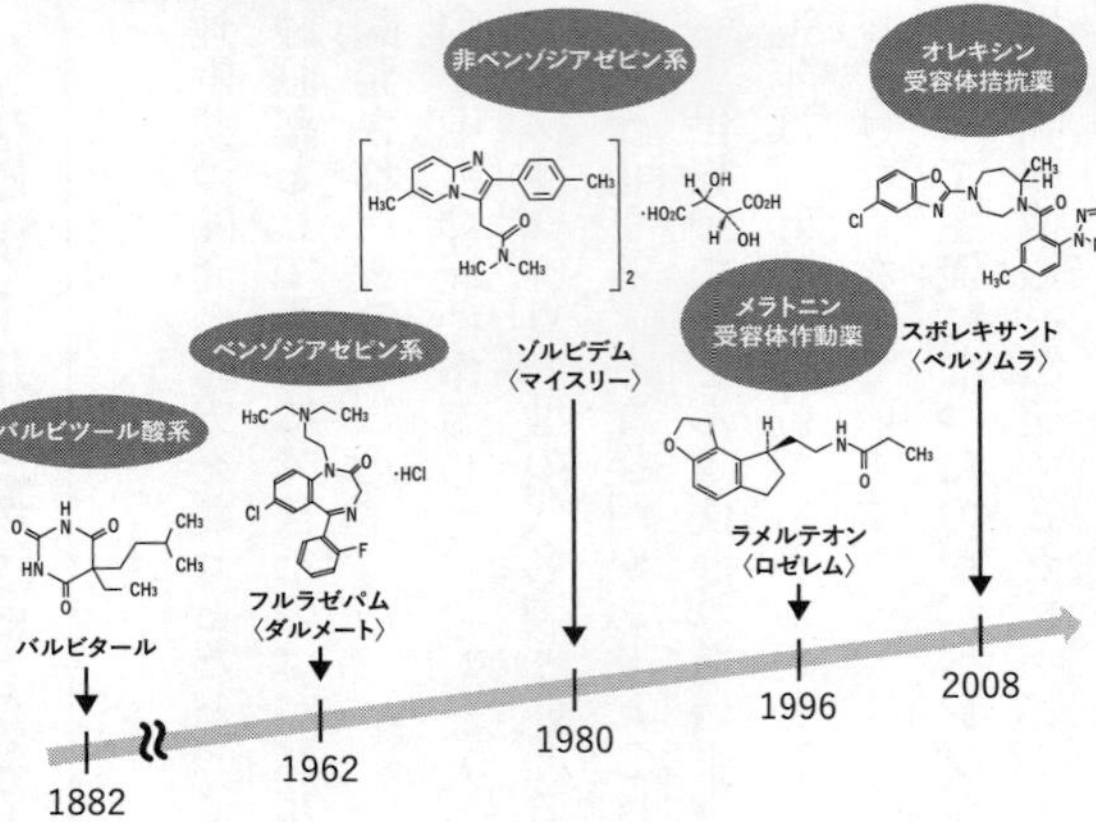

することで、脳に強い鎮静効果があらわれるのがベンゾジアゼピン系の薬。GABAの働きを強めるというのは、バルビツール酸系の薬と同じ機序です。その化合物質がベンゼン環とジアゼピン環の構造式をもつところから、ベンゾジアゼピン系と呼ばれています。

ベンゾジアゼピン系は、**最初、抗不安薬として開発されました。**種類が増えていくなかで、眠気を起こしやすいような薬もいくつかあり、それが睡眠導入剤として使われるようになったのです。

脳全体を鎮静させる薬なので、抗不

安作用、入眠作用のほか、筋弛緩、抗痙攣《けいれん》といった作用もあります。また、鎮静作用による健忘などの記憶障害や譫妄《せんもう》のような軽い意識障害、筋弛緩作用によるふらつきや脱力感などの副作用があります。

目覚めてからも頭がぼんやりして眠気がつづいてしまう「持ち越し効果」があるため、作用時間の長さが異なるものがいろいろ開発され、超短時間型、短時間型、中間型、長時間型などの種類がうまれました。

短時間型ベンゾジアゼピン系は「反跳性不眠」を引き起こす

このベンゾジアゼピン系の薬が普及したのは1960年代です。バルビツール酸系の薬に比べて安全な薬として広がっていきました。

当初はバルビツール酸系の薬に比べ、呼吸抑制がなく、安全だと強調されていました。そのほかの副作用があまりわかっていなかったのです。

しかし、世界的な普及と共に、徐々にその副作用が問題視されるようになりました。

第一に、バルビツール酸系の薬と同様、一旦**飲みはじめると、飲まないと眠れなくなる。しかも、どんどん量が増えていく**。依存というと、一般には精神的なもののように捉えられやすいですが、薬物の依存性には精神依存だけでなく、身体依存もあります。やめるとかえって強い不眠に陥ったり、不安が強まったりする「反跳《はんちょう》性不眠」が起こり、やめられなくなるのです。この反跳性不眠は、特に超短時間・短時間型作用薬に顕著です。

長期使用すると心身にかなりの悪影響を与える、しかし減薬、断薬が難しい、という問題がクローズアップされてきました。

ベンゾジアゼピン系で、爆発的に売れた〈ハルシオン〉という薬があります。アメリカのアップジョン社が開発したもので、1977年ごろから販売されるようになりました。日本に入ってきたのは1982年です。

〈ハルシオン〉は短時間作動性の薬で、即効性があり、持ち越し効果が非常に短いのが特徴です。それまでのベンゾジアゼピン薬は、半減期が長いものが多かったのですが、〈ハルシオン〉は血中濃度を急速に上げ、短時間で作用がなくなるので、後に残りにくい。「さわやかに目覚められる睡眠薬」として売り出され、たいへんいい薬のように思われたのです。

しかし、短時間作用薬もいいことづくめではなく、いろいろ弊害を引き起こすことがわかってきて、イギリス、ドイツ、フランスをはじめ、各国で次々と承認取消や禁止措置がとられるようになっていきました。

なかでも要注意なのは、急激に血中濃度が上がり、譫妄《せんもう》に近い意識混濁、問題行動などが生じることがある点です。高齢者はとりわけ気をつける必要があります。

アメリカでは、承認取消にはなりませんでしたが、10日以内の短期処方に限るという規定が設けられ、詳細な説明書が患者に提供されるようになりました。かつてはよく使われていましたが、いまでは処方に慎重にならなければならない薬として位置づけられています。

ところが、日本ではいまだに〈ハルシオン〉が、他の睡眠薬と同様に一回あたり30日分投薬までと規制があるものの、普通に処方されているのです。

また、日本で開発され1983年に承認された〈デパス〉はベンゾジアゼピンとは構造式が少し違うのですが、ベンゾジアゼピンと同じ作用を有する抗不安薬で、睡眠薬としても使用されます。この薬は使用している国が少なく、長年向精神病薬指定ではありませんでした。筋弛緩作用も強く、離脱症状や濫用《らんよう》も問題だったのですが、2018年に向精神病薬指定になり、投薬期間の上限も30日に定められました。

日本は世界1、2のベンゾ系薬大量消費国

世界的な傾向として、ベンゾジアゼピン系の使用はどんどん減少しています。ところが、〈ハルシオン〉〈デパス〉に限らず、日本の医療機関はベンゾジアゼピン系の薬をいまでも簡単に出しつづけています。

ベンゾジアゼピン系の薬量統計を見ると、日本は世界で2番目に多く使用している国なのです（8-3）。**デパスも統計に加えると世界一**だともいわれています。

8-3　ベンゾジアゼピン系催眠鎮静剤消費量（国際麻薬統制委員会）

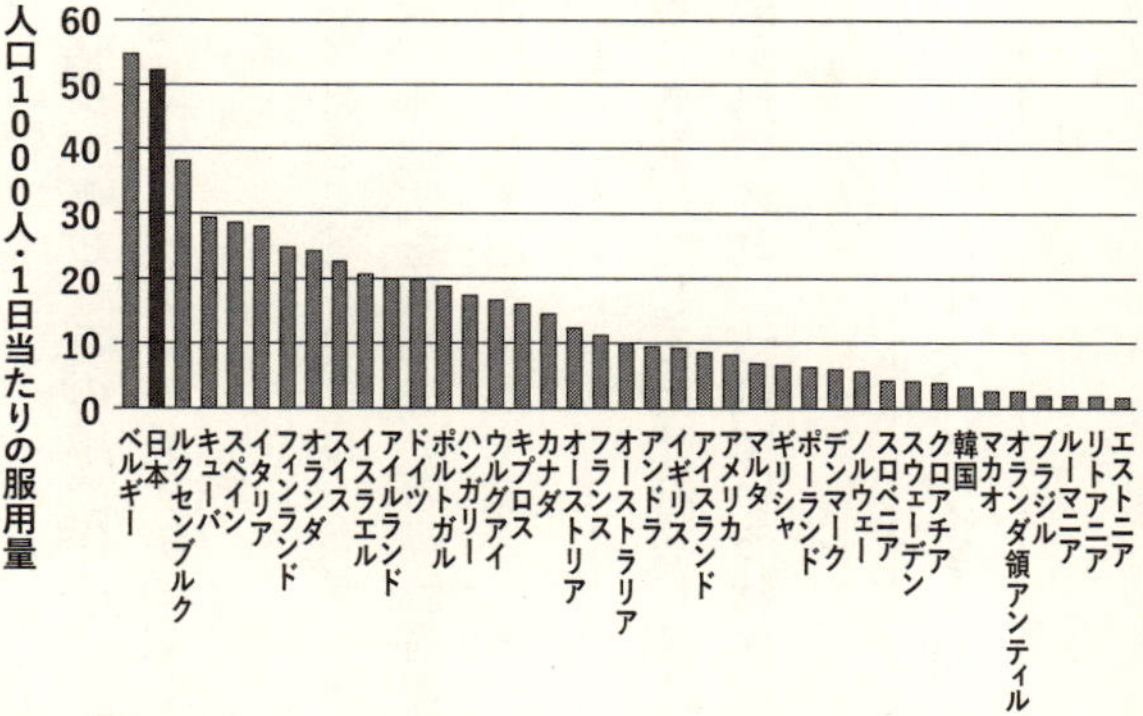

Psychotropic Substances: Statistics for 2011; Assessments of Annual Medical and Scientific Requirements for Substances in Schedules II., III and IV of the Convention on Psychotropic Substances of 1971 (E/INCB/2012/3).

ベンゾジアゼピン系の薬は、そもそも抗不安薬として開発されたといいました。この薬を服用する必要のある人は、睡眠薬だけでなく、ほかの向精神薬も一緒に処方されていることが少なくありません。いくつかの薬を併用することにより、副作用はより出やすくなりますし、発症の仕方も複雑化します。**ベンゾ系薬の多剤服用は、とても危険なのです。**

睡眠薬の処方率は、年齢と共に高くなることがわかっています。つまり、高齢者の服用が多いのです。

ベンゾジアゼピン系の鎮静作用は、小脳の失調を起こします。筋弛緩作用もあるので、身体のバランスがとりにくくなります。そういう薬を高齢者が飲むとどうなるか。

夜間に起きてトイレに行くときに、ふらついて転倒などをすることが増えます。実際に、睡眠薬を飲んでいる高齢者の転倒、骨折事故の件数は増えています。副作用として出る健忘や譫妄などの記憶・意識障害と、認知症の症状が混在して、予想外の行動に発展してしまうこともあります。

世界に先駆けて超高齢化社会に突入している日本において、ベンゾジアゼピン系の薬が処方されつづけている状況に、私は非常に危惧を抱いています。

ベンゾ系と非ベンゾ系、別もののようで作用は一緒

ベンゾジアゼピン系の副作用を少なくできないかと考えて開発されたのが、非

ベンゾジアゼピン系です。確かに、マイルドになってはいます。筋弛緩作用が少ないもの、記憶障害を残さないようなものが出ています。

とはいえ、これもGABA神経系の働きを増強し、脳を鎮静させるタイプの薬、ノックダウン型の薬であることには変わりありません。

「非ベンゾジアゼピン」というところから、ベンゾ系の薬のリスクが排除されているイメージをもちやすいのですが、ベンゾジアゼピンと構造式の異なる物質で作るため「非ベンゾ」と呼ばれるだけで、**薬の作用機序はベンゾジアゼピン系の薬とほとんど一緒**なのです。

ベンゾジアゼピンも、非ベンゾジアゼピンも、体内にはない物質を用いて、体内のGABA受容体に作用する薬です。**脳の活動を低下させるものであり、不眠の原因を解消する薬ではありません**。

確かに、一部のGABAの神経細胞は睡眠導入にも関わっていますが、逆に覚醒時に活動が高くなるGABA神経細胞もあります。しかもGABA神経細胞は脳全体に存在し、多種多様な作用を担っています。だから副作用も多種多様なのです。

こうした薬を服用しての睡眠は、身体のコンディションを整えてくれる適切な睡眠にはならないので、自然な眠りとはいえないのです。

メラトニン受容体を刺激して睡眠と覚醒のリズムを改善する薬

これに対して、近年、作用の仕組みが異なる薬ができてきました。不眠の原因と考えられる体内物質の分泌を調整することで、自然な眠気を強めるタイプの薬です。

そのひとつが、メラトニン受容体作動薬。もうひとつが、オレキシン受容体拮抗薬です（8-2）。

メラトニンは、松果体で作られるホルモン。前述したように、サーカディアンリズム（概日リズム）と深く関わり、体内時計を同調させたり、体温を下げて睡眠に誘ったりする働きをしています。メラトニンの分泌が正常に行われなくなると、不眠の症状が出てきます。

武田薬品工業が開発した〈ロゼレム〉は、視交叉上核にあるメラトニン受容体を刺激して、メラトニンの作用を増強させるメラトニン受容体作動薬です。日本では、2010年に処方薬として承認されました。

ベンゾ系、非ベンゾ系の薬のように強力な効き方はしませんが、記憶障害や筋弛緩などの副作用が少なく、長く飲みつづけても依存性が出ない、睡眠効果が弱くなりにくいというメリットがあります。

ただし、メラトニンの分泌が減少して不眠症状が出ている人に効果的な薬ですから、不眠の原因が何であっても効くというものではありません。

アメリカでは、メラトニンは「サプリメント」としてドラッグストアで普通に市販されています。植物由来、動物由来のものなどいろいろな種類があり、多くの人が気軽に服用しています。しかし日本では、メラトニンのサプリメントは認可されていません。

〈ロゼレム〉も、アメリカでは睡眠誘発作用のあるサプリメントとして2005年から販売されていますが、日本では医薬品扱いとなりました。ただし、処方薬の睡眠薬のなかでは唯一、向精神病薬ではなく、処方箋なしで購入できる市販薬として2024年12月に日本でも承認されました。

メラトニン受容体作動薬の副作用については、まだはっきりしたことはわかっていません。

メラトニンには末梢作用があり、生殖機能、炎症促進作用、細胞増殖（動物実験ではがんを抑えるという報告も、がんを引き起こすという結果も出ています）といった副作用の可能性もあります。

2018年、フランス食品環境労働衛生安全庁は、副作用が懸念される人々にはメラトニンを含むサプリメントを摂取しないよう忠告を出しています（副作用が懸念される人として、「炎症性疾患又は自己免疫疾患の患者、妊婦、授乳中の女性、子ども、ティーンエイジャー、注意を継続させる必要のある活動を実施し眠気が安全性の問題となる可能性がある者については、メラトニンを含むサプリメントを摂取しないことを推奨する。てんかん、喘息、気分障害、行動障害、人格障害の患者については、医師の指示のもとに摂取する必要がある」としています。http://www.fsc.go.jp/fsciis/foodSafetyMaterial/show/

syu04920500475）。

ただ、武田薬品工業の〈ロゼレム〉は中枢のメラトニン受容体に作用するので、こういった末梢の副作用の心配は少ないと思われます。

２０２０年に「小児期の神経発達症に伴う入眠困難の改善」という適応で、日本でメラトニン（メラトベル）が発売されました。注意欠如・多動症（ＡＤＨＤ）や自閉スペクトラム症（ＡＳＤ）を含む神経発達症の原因のひとつとして、夜間の松果体からのメラトニン分泌の低下が考えられています。

〈ロゼレム〉は、小児期の神経発達症に伴う睡眠障害に対する治療薬として承認されていなかったため、２０１９年に日本小児神経学会から医薬品としてのメラトニン早期承認についての要望書が厚生労働大臣宛に提出され、その後、治験の結果、有効性および安全性が検証されたため、２０２０年に承認販売に至りました。

もし神経発達症の原因のひとつとして夜間の松果体からのメラトニン分泌の低下がある場合、これは合目的な治療法であると考えられます。

メラトニンは体内時計を調整することができるので、時差ぼけやシフト勤務による概日リズム睡眠障害など、今後、用途がさらに広がっていくと考えられます。

オレキシンの働きを抑える最新タイプの睡眠薬 ○。

自然な眠気を強めるタイプのもうひとつの新しい薬が、オレキシン受容体拮抗薬です。アメリカのメルク社（日本法人ＭＳＤ、現在は第一三共より販売）から〈ベルソムラ〉という商品名で出ています。

こちらはメラトニン受容体作動薬よりもさらに新しく、日本では２０１４年に承認された医師処方薬です。

オレキシンは、視床下部に存在するオレキシン産生神経細胞から放出される覚醒を維持する神経伝達物質で、その欠乏が過眠症であるナルコレプシーを引き起こすのは先述のとおりです。

覚醒に関与している神経伝達物質には、ほかにアセチルコリン、ドーパミン、ヒスタミン、ノルアドレナリンがあります。オレキシンはそれらすべての覚醒機構を制御している大本《おおもと》の物質です。

眠るときには、オレキシンの働きが弱まることで眠気が出ます。オレキシンの作用が活発すぎると、覚醒状態が維持されて眠れません。その**過剰なオレキシンをブロックすることで、数時間オレキシンの神経伝達が起こらなくなり、眠気が出て持続した睡眠がとれる、というのがオレキシン受容体拮抗薬**です。

オレキシン受容体拮抗薬は、ベンゾ系薬剤のように脳全般の機能を低下させるものではないので、睡眠中の脳波も自然なかたちであらわれます。

メラトニン受容体作動薬と同様、身体の睡眠・覚醒システムに生じている身体内部の異変をただして不眠を解消する薬で、常用性、依存性の問題はないと思われます。

従来の鎮静型の睡眠薬とは作用機序が違い、副作用も少ないと想定されるので、高齢者の不眠や、交代勤務や時差ぼけの治療薬としての用途も期待されています。

市販されている「睡眠改善薬」とは？○。

日本の薬局で扱われているのは、睡眠薬という名称ではなく「睡眠改善薬」と記されています。いろいろな種類がありますが、基本的には抗ヒスタミン剤です。

抗ヒスタミン剤は、アレルギー治療薬としてよく使われるものです。風邪薬にも含まれています。ヒスタミンは覚醒系の物質で、そのヒスタミンの受容体を抑制すると、副作用として眠気が出てきます。この作用を利用しているのです。

最近の抗ヒスタミン剤は脳に移行しにくいものが開発されており、従来のものほど眠気が出なくなっています。一方で、旧タイプの抗ヒスタミン剤が、「睡眠改善薬」として流通するようになったのです。

もともとアレルギーの薬として、子どものアトピー性皮膚炎などでも使用されていた薬。子どもが長期間服用しても特に困った副作用のない薬なので、そういった意味で安全性は高いです。

睡眠を促す効果は、体質的に効きやすい人、効きにくい人の差があるようです。

また、効きやすい人は、注意力が散漫になるなどの症状が顕著なので、服用後注意が必要です。車の運転などは厳禁です。

日本では、抗ヒスタミン剤のほかに、**漢方系の睡眠改善薬**も複数出ています。私はその薬効については専門ではないのですが、漢方薬の「陰陽」という発想から睡眠と覚醒を対立する現象とみなし、どちらにも配慮した生薬が配合されている点は興味深いと思っています。ことによると、ホメオスタシスの概念と関連があるのかもしれません。

睡眠に効果があるサプリメントとしては、**アミノ酸のグリシンを含んだ〈グリナ〉**が市販されています。

グリシンは体内でも合成できるアミノ酸で、熱放散を促し、深部体温を下げる働きがあります。グリシンを摂取したから眠くなるというものではありませんが、体温調節機能が衰えている人や入眠時に緊張感が強い人は、効果が望めるかもしれません。

ヒトでの作用機序に関しては、まだまだ不明な点が多いですが、動物実験では、ストレスによる急性不眠モデルにおいて、体温を下降させ、入眠を促進させることを私たちSCNLが報告しています。

ほかに科学的に検証された睡眠導入サプリメントとしては、清酒酵母の〈グッスミン〉があります。アデノシンの受容体を刺激して入眠を促すと考えられています。

鎮静型の睡眠薬は「最終手段」と考える

この章の冒頭で述べた睡眠薬の2つのタイプを、あらためて薬の種類で分類しておきましょう。

◆脳の活動を鎮静させるタイプ

バルビツール酸系（現在は睡眠薬としては使われていない）
ベンゾジアゼピン系

非ベンゾジアゼピン系

◆身体のシステムに生じている異変を調整して、自然な眠気を強めるタイプ

メラトニン受容体作動薬

オレキシン受容体拮抗薬

以前は、睡眠薬というと鎮静型の薬を使用するしかなかったわけですが、睡眠のメカニズムや薬が心身に与える影響がいろいろわかってきたことで、睡眠薬のあり方も変わってきました。もともと、不眠症にはいろいろな原因がありますので、複数の作用機序の治療薬があっていいわけです。

薬の効き方は、ベンゾ系、非ベンゾ系のほうが強力です。しかし、麻酔をかけたように眠れればいいというのは、不眠症の原因をただすのではなく、無理やり鎮静させて眠らせるような治療です。

現在は、いきなりそういう鎮静型の薬を使うのではなく、まずは不眠を引き起こしている原因を探り、その異常をただすという治療法に移りつつあります。

異常をただす薬で効果がなかったら、自分が眠れないのは「メラトニンの分泌の障害による不眠ではない」、あるいは「オレキシンシステムの機能亢進《こうしん》が原因の不眠ではない」ことがわかるわけです。人によって、効く薬、効かない薬の違いがあって当然です。

効かなければ、ほかの原因として何があるか考えやすくなります。

私は、睡眠治療薬をいろいろ試してみることを推奨しているわけではありません。**薬に頼らずに、生活習慣や睡眠環境の改善によって、睡眠コンディションを整えていくことができたら、それがいちばんいい**と考えています。

しかし、薬の力を借りなければならない状態であるならば、不眠の原因や機序をただすような自然な薬からはじめ、**鎮静型の睡眠薬は「最終手段」と考える**ようにしましょうといいたいのです。

寝酒はいいか、悪いか

アルコールは睡眠によくないという話も、いろいろなところによく書かれています。

お酒を飲むと血中アルコール濃度が高まって眠くなりますが、質の高い睡眠は出現しません。眠りが浅くなり、途中で目が覚めてしまったりするので、結果的に長時間眠ったとしても、眠気や疲れがとれないのです。また、いびきや無呼吸も増幅させます。

適量を超えた飲酒は、睡眠の質を下げるだけでなく、二日酔いを招き、翌日のパフォーマンスまでも著しく下げてしまいます。

じつは、**飲酒の酩酊《めいてい》状態と、ノックダウン型睡眠薬の作用機序はよく似ているのです。**

どちらもGABA神経系に働き、脳の活動を抑制します。常用性があって、耐性がつくため、次第に量が増えていってしまいます。機序的には、特にバルビツール酸系に似ています。

大学生が宴会で酒を飲みすぎ、急性アルコール中毒になって命を落としたりするのも、呼吸抑制が起こることが原因です。

お酒と睡眠薬を一緒に飲むときわめて危険な理由も、よくわかるのではないでしょうか。

ただ、古来「酒は百薬の長」といわれてきたように、ストレスを発散できるとか、気持ちよく眠れる、といった効果も確かにあります。

積極的に寝酒を推奨はしませんが、お酒を飲むことで眠りにプラスの効果を感じる人は、軽く飲んで幸せな気分で眠るのも悪いとはいいきれない、と思います。

「飲んだら寝られるんだけど、睡眠の質が悪くなるそうだから……」と我慢して、「ああ、寝られない、寝られない」と悶々《もんもん》とするくらいなら、少量飲んでスッと眠りについたほうがいいでしょう。

これも、自分の「快眠生活」のために、どこにプライオリティを置くか、という問題です。

要するに、**自分にあったポジティヴ・ルーティンであればよい**わけです。人に無理強《むりじ》いすることでもないですし、はなから拒否するものでもないと思います。

寝酒をする場合の鉄則は、「多量を飲まない」ことです。

ビールや缶酎ハイのようなアルコール度数の低いものはグイグイたくさん飲んでしまいやすく、利尿作用によって寝てからトイレに起きる回数が増えます。海外で「ナイトキャップ」として飲まれるものにリキュールやカクテル系が多いのは、度数が高めの酒を1杯だけ飲むという感覚だからです。

もし、寝酒が自分の快適睡眠を支えてくれるもののひとつであるならば、節度をわきまえて賢くつきあうことが大切です。

新しい知識をもたない「専門外」の医師に注意する。

日本で、ベンゾジアゼピン系の薬が大量処方されている背景には、睡眠の専門ではない医師が、睡眠薬に関する新しい知識をもたない状態で、馴染みのある薬を出していることがひとつの原因ではないかと思われます。

そもそも、睡眠専門医が非常に少ないという問題もありますが、日本では、睡眠の問題だけで専門医にかかるというより、ほかの病気でかかっている医師に睡眠のトラブルも訴え、睡眠薬も一緒に処方してもらうケースが圧倒的に多い、と考えられるからです。

自分の眠りのコンディションを本気で変えていくためには、やはり睡眠の専門医に相談することが大切です。「日本睡眠学会　総合専門医、専門医」「日本睡眠学会　歯科専門医」「日本睡眠学会　専門医療機関」で検索をかければ、全国各地の対応可能な医師・歯科医、医療機関を調べることができます。

かかりつけの病院で対応してもらう場合も、ただ「眠れない」と言うのではなく、「どんな症状で困っているか」を具体的に伝えて、どうするのがいいのか医師に相談してみることをお勧めします。

先ほどサプリメントのグリシンの話をしましたが、高齢の方は体温調節ができにくくなり、深部体温が下がらないことが寝つきの悪さや中途覚醒につながっていることが多いです。そういった場合は、副作用のリスクの高い睡眠薬を飲まなくても、グリシンの配合されたサプリメントで改善できてしまう可能性がありま す。ぐっすり眠れる方法は、専門家に相談すればほかにもあるのです。

ですから、**「眠れない＝睡眠薬が必要」と捉えずに、眠りの状態がどうよくないのか、そのためにどんな問題が生じているのかを相談してみる**といいと思います。

そして、睡眠薬を処方してもらった際には、その**薬の性質をしっかり理解するようにしましょう**。処方箋を持っていった調剤薬局でも丁寧に説明してくれるはずですから、医師の説明でよくわからないところがあったら、もう一度聞いてみることです。また自分には合わないと気づいたときには躊躇《ちゅうちょ》せずに医師に伝えましょう。

服用する薬に対してきちんとした認識をもつことは、自分の睡眠に主体的になることの大事な要素です。

不眠の原因解明は除外診断しかない

不眠の場合、専門の医療機関で睡眠ポリグラフ検査をすれば原因がわかり、すぐに診断がつくというものではありません。

何が睡眠を妨害しているのか。

身体のどこかに痛みがあって眠れない。暑くても、寒くても眠れない。カフェイン、ニコチンなどの摂取によっても眠れない。興奮や過覚醒状態がつづいても眠れない。心配事や不安が強くても眠れない……。

不眠は、ひとつの原因が引き起こしているというよりも、いくつもの要素が関係している「症候群」であることのほうが多いです。いろいろな要因が複合的に睡眠に影響を与えている。

しかも、症状は患者さん自身の主観に基づいたものがほとんどです。

その原因を解明していくには、原因と考えられるものをひとつずつ潰していく「除外診断」しかありません。

痛みという原疾患があれば、まず痛みを起こさないための治療をする。不安などのメンタル要素が強い場合は、「認知行動療法」などで改善していく方法も行われます。

治療できるものは治療し、習慣を変え、睡眠環境を整えながら、「これは原因ではない」「これも原因ではない」と、あてはまらないものを除外していくわけです。

原因潰しのプロセスのなかで、一歩ずつ自分の睡眠への認識を深めていくことが、「自分にとって快適な眠りの条件」を見つけることにつながります。

ですから、短期間で簡単に治せるというものではないですし、少しよくなったと思っても、また何かのきっかけで眠れなくなってしまうこともある。睡眠とは、じつにフラジャイルな（こわれやすい）ものなのです。

薬を使わない不眠症治療「認知行動療法」とは

不眠には心理的な要素も大きく影響します。

「眠りたいのに、眠れない……」

気にしだすと、ますます眠れなくなってしまう。

不安神経症的なところがあるために、眠れないことへの不安が不眠を増幅してしまうケースがよくあります。

睡眠薬を処方されている人のなかには、薬を飲んだことが安心材料になって眠れるようになる人も少なくありません。

飲んだ薬が、じつは睡眠へと誘《いざな》う薬効がないものであっても、本人がそれと知らなければ効くことがあります。

これを「プラセボ効果」と呼びます。実際に有効な成分が入っていない薬であっても、心理的作用により「効いている」と感じること。「偽薬効果」ともいいます。

不眠や不安神経症など、症状が患者さんの主観に左右されやすいものは、プラセボ効果が高いのです。

もちろん、それが偽薬だとわかってしまったらダメですが、知らずに飲んでいたら効く。薬は、そういう心理的な安心感をもたらすものにもなり得ます。

それだけに、睡眠薬の常用がもたらす健康被害が心配になるのです。

不眠症の治療の場合だけ、倫理的に問題ないかたちで、特別措置として偽薬を出してもいいというようなことができないだろうか、とも思います。それができたら、副作用も減り、結果的に患者さんのためになるはずなのです。

8-4　認知行動療法（CBTI）とポジティヴルーティン

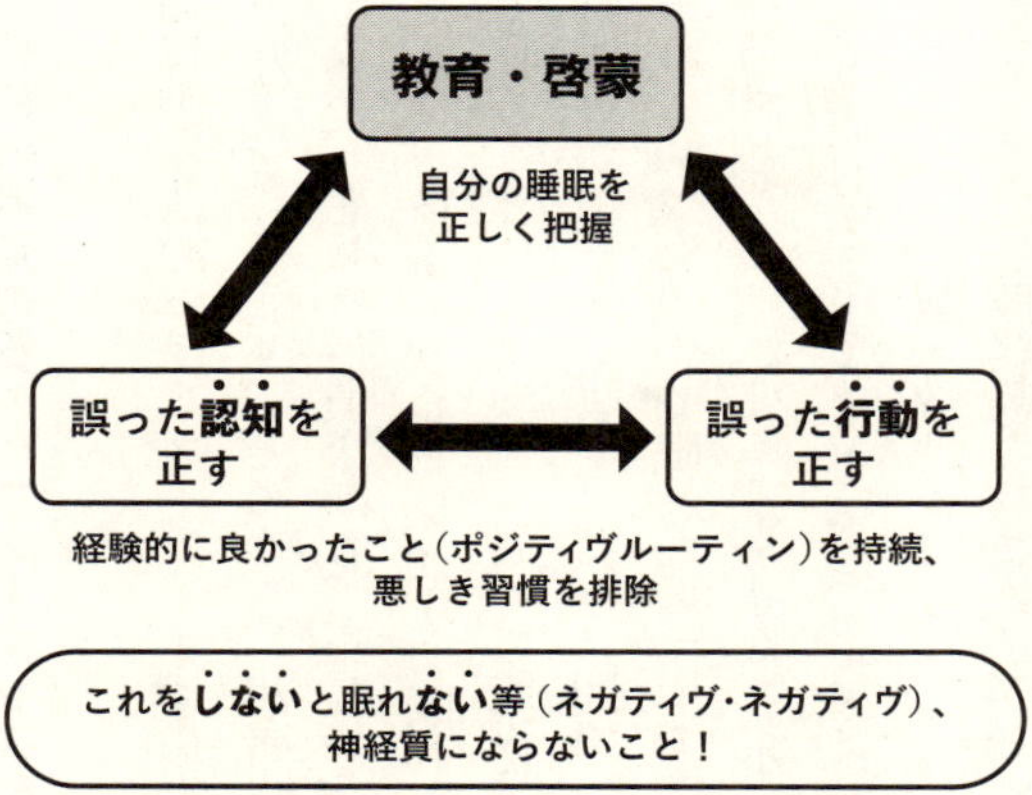

睡眠は、不安や緊張も含めて、気分や行動などとの関わりも深いものです。そこで、薬を使わずに不眠症を治そうとはじまったのが「認知行動療法」です（8-4）。

不眠に悩む人は、デリケートなところがあるうえに、気持ちの切り替えがあまりうまくないタイプが多いように思われます。ストレス過多になりがちな毎日のなかで、不安や心配事、ネガティヴな気分を持ち越さないようにするために、いまの自分の行動パターンを把握して、生活習慣の改善のみならず、思考のクセの見直しをしていくのです。

① 正しい知識を得て、理解を深める（認知）

② 翌日の活動の質・パフォーマンスを上げるための行動づけをする（行動）

認知行動療法のセラピストは、まず患者さんに睡眠生理の説明をして、睡眠に対する知識を深めます。そこから、患者さんは日ごろの自分の睡眠パターンへの認識を深め、悪しき習慣を断ち、正しい条件付けを行います。

たとえば、「仕事のプレッシャーで眠れない。少しだけお酒を飲んで、リラックスして寝ることにしよう」と思って飲みはじめ、思いのほか深酒してしまう、といったことがあるとします。これは間違った認知と行動の典型です。

「仕事のプレッシャーで眠れない」のであれば、自分が得た知識に基づいて、正しい行動をとらなければいけません。「少しだけならお酒を飲んでもいいだろう」「もう少しだけ」「もう少しだけ」、あげくに酩酊《めいてい》するまで飲んでしまう……。これは完全に誤った行動パターンです。

しかし、この失敗経験をうまく活かせれば、正しい行動ができるようになります。

認知行動療法のセラピストは、その患者さんの心理状態や性格と向き合いながら、その人に合ったアドバイスをして、正しい認知と正しい行動がとれるように、そして適切な睡眠を取り戻せるように導いていきます。

その正しい認知と行動が習慣になれば、ストレスによる不眠は解消する。これが認知行動療法です。

認知行動療法のいいところは、薬と違って依存性も副作用もないこと。睡眠薬のような即効性はありませんが、治療が終わってからも効果が持続します。

ただ残念ながら、日本には訓練を受けたセラピストの数が足りません。

また、うつなどの治療では認知行動療法も健康保険が適用されるのですが、不眠症の場合はまだ保険適用外のため、保険適用診療に比べると費用がかかってしまいます。

こういった状況から、日本ではまだアメリカほど普及していないのです。

私に日本における不眠症の認知行動療法の現状を教えてくれたのは、東京慈恵会医科大学の山寺亘先生です。山寺先生のおられる同大学葛飾医療センターの精神神経科では、山寺亘診療部長、伊藤洋参与が中心になり、不眠症の認知行動療法に取り組んでいます。専門的なトレーニングを受けた臨床心理士が不眠症の認知行動療法のプログラムを確立、不眠症患者さんの治療をされています。

東京慈恵会医科大学は神経症に対する精神療法の森田療法でも有名で、精神療法や行動療法には歴史があります。

不眠治療では、無理やり眠ろうとすることよりも、眠くなる状況づくりが大切です。

睡眠のリズムを整えるために生活習慣を改善する、眠りやすい環境設定を工夫するといった方法がいちばん望ましい。そのためには、**睡眠薬に代わる安心装置、「これがあれば眠れる」というものを見つけ出す**ことです。

眠れない人ほど、自分の入眠を促すポジティヴな条件付けに自覚的になるべきです。

睡眠の幸せを感じられるような「もの」や「状況」を、薬の服用以外でいろいろ増やしていきましょう。

「寝なければならない」のではなく、「寝るのが楽しみ」になれたら、睡眠の意味が自分のなかで変わっていきます。

自分自身にとってのよりよい眠りは、自分でコントロールしなければ得られません。

睡眠を制する者は人生を制す――。

あなたの睡眠の価値、そして人生の価値を上げていくのは、あなた自身です。

おわりに（旧版）

私がスタンフォード大学で睡眠医学の研究に携わるようになったのは、1987年9月、大阪医科大学大学院4年生のとき。当初は半年未満の短期留学の予定でした。

私に留学の機会を与えてくださったのは、当時、大阪医科大学学長（元京都大学医学部長）であった早石修先生で、その早石研究室に参加することを強く勧めてくださったのは、大阪医科大学精神科教授、堺俊明先生でした。

その半年の期限が迫ったとき、「いまここでやりかけている研究をストップさせて帰ることはできない」と思った私は、「もう少し帰国を遅らせてください」と日本の大学に頼み込みました。

その後も「あと半年」「あと半年」と、くり返し延長していただきました。私のわがままが許されたのは、堺先生のご厚情とご尽力があったからに違いありません。

そして、日本の大学に戻るという選択肢を私に捨てさせたデメント教授の「こちらに残ってほしい」というお言葉。

こうした先生方のおかげで、いまの私があります。半年間のつもりではじまった私のスタンフォード大学での研究生活は、今年で32年目です。

基礎研究というのは、何かを発見、解明しても、具体的な社会還元にたどりつくまでには非常に長い年月がかかります。直接、患者さんを救う現場に立ち合えるわけでもありません。それでもこうして長年にわたって研究に没頭してこられたのは、大阪医科大学の臨床の現場で、毎日患者さんと接する経験があったからだと、改めて感じています。

そして、こうして睡眠の啓蒙本を出すことで、読者のみなさんや困っている患者さんのお役に立てることが研究者としての励みであるとともに、社会還元のチャンスを与えていただける現状に、私は非常に感謝しています。

また、スタンフォード大学の睡眠研究所には、日本からの医師・研究者の留学が多く、私のラボのＯＢやＯＧも、50名を超えています。みなさん、いまは日本各地の大学、睡眠医療、睡眠研究の場で活躍されています。このように睡眠医学の裾野が広がりつづけていることも、私の大きな喜びのひとつです。

本書は、多くの方々のお力添えがなければ、世に出ることはありませんでした。心より御礼申し上げます。

とりわけ、私の出張中、ラボの運営をまかせきりであった酒井紀彰副所長に感謝申し上げたい。

また、東京慈恵会医科大学教授・太田睡眠科学センター所長、千葉伸太郎先生には、記載の内容確認でお世話になりました。感謝申し上げます。

いつも私を支え、よき口論の相手である妻・智恵子、そして智恵子の両親であり、私が睡眠の基礎研究をつづけるにあたり、つねに精神的なサポートをしてくれ、人生のメンターとして励ましつづけてくださった前田義雄先生（私の母校・大阪医大の先輩であり、元大阪赤十字病院泌尿器科部長）、前田慶子先生に、感謝を述べたいと思います。おふたりは94歳、92歳のご高齢ながら現役の医師で、今回の出版にあたり挿画も描いてくださいました。

また、出版に関して相談にのっていただいた、SCNLのOBで、秋田大学医学部精神科准教授の神林崇先生、早稲田大学スポーツ科学学術院准教授の西多昌規先生、編集の労をとってくださったPHP研究所の川上達史さん、PHPエディターズ・グループの佐口俊次郎さん、構成を担ってくれた阿部久美子さんにも、この場を借りて御礼申し上げます。お世話になりました。

２０１８年12月
カリフォルニア、スタンフォード

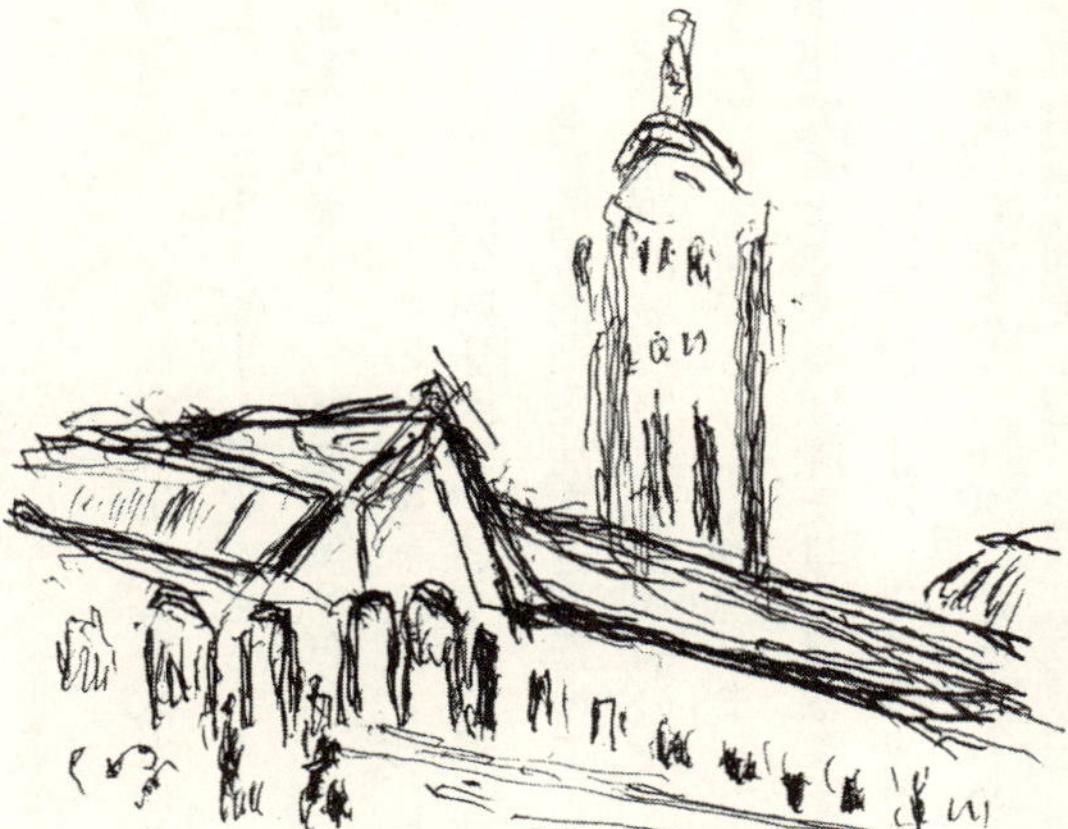

文庫版おわりに

「熟睡」というテーマは、近年の睡眠障害やストレス社会に生きる現代人にとって特に重要なトピックです。私たちは日々、仕事、家事や育児、さらにはさまざまな社会的責任に追われ、気づけば睡眠時間が減少し、睡眠の質も低下しています。その影響は身体的な疲労感だけでなく、メンタルの疲労感も増大させ、結果として悪循環によって生活の質を著しく低下させる要因となっています。

本書を通じて、良質な睡眠を確保することが健康的な生活を送るために不可欠であることを強調してきました。たとえば、睡眠環境の整備や就寝前のルーティン、さらには食事や運動が睡眠に与える影響についても詳しく解説しました。

これらは、私が39年間続けてきた睡眠研究者としての知識だけではなく、一般の方々を前に行なった講演で、多くの人々が睡眠の問題に悩み、その解決策を求めている現状を反映しています。そうした多岐にわたるニーズに応えるため、より実践的なアドバイスを提供することを目指してきました。

再度強調しますが、睡眠や体質、生活習慣には個人差があります。そのため、他人に効果的だった方法が必ずしも自分に合うとは限りません。逆に、自分に合った方法を他人に強要してもうまくいかないことが多いです。だからこそ、あまり神経質にならず、科学的に良いと思われる生活習慣を取り入れるなかで、自分にとって効果的な方法を見つけていくことが大切です。私はこの考え方を「ポジティヴルーティン」と呼んで提唱しています。

不眠症で悩む方々のなかには、ネガティヴな思考に囚われる方もいます（たとえば、「○○をしないと眠れない」と心配する）。数学ではネガティヴ・ネガティヴはポジティヴになりますが、実生活では必ずしもそうならないことが多いと思います。

また、最近の研究に基づいた情報も含め、現代の変化する生活環境においても役立つ内容としました。特に、ブルーライトの影響やスマートフォン、デジタルデバイスの普及がもたらす睡眠への影響は、多くの方が実感していることと思います。本書では、こうした現代特有の課題に対しても、具体的な解決策を提案しています。

なお、新書版の「おわりに」に記しました前田義雄先生は、2022年11月に惜しまれながら逝去されましたが、前田慶子先生は98歳のご高齢ながら現役の皮膚科医（医療法人ＨＡＫＵＡＩ前田皮フ科院長）で今も地域の患者さんを診療なさっています。

最後になりますが、私は決して睡眠がすべてだとは言っていません。健康で豊かな生活には運動やダイエットも重要であることは明らかです。しかし、睡眠の重要性はアメリカでも日本でも長い間無視されてきました。睡眠は生命の基盤(foundation)であり、運動やダイエットの効果を高めるためにも良質な睡眠が必要であることを強調して、この「文庫版おわりに」を締めくくりたいと思います。

ご愛読いただき、ありがとうございました。

参考文献

はじめに

・西野精治『スタンフォード式　最高の睡眠』(2017) サンマーク出版
・NHKスペシャル取材班『睡眠負債“ちょっと寝不足”が命を縮める』(2018) 朝日新書
・西野精治「『睡眠負債』の概念はどのようにして起こったか？」『睡眠医療』(2018) 12: p. 291-298.
・Bannai, M., Kaneko, M. and Nishino, S. *Sleep duration and sleep surroundings in office workers-comparative analysis* in Tokyo, New York, Shanghai, Paris and Stockholm. Sleep Biol Rhythms, 2011. 9(4): p. 395.
・厚生労働省の「国民健康・栄養調査（平成29年）」〈参照〉http://www.mhlw.go.jp/bunya/kenkou/kenkou_eiyou_chousa.html
・2015年　国民生活時間調査〈参照〉https://http://www.nhk.or.jp/bunken/research/yoron/20160217_1.html
・OECD Society at a Glance. Available from: https://http://www.oecd-ilibrary.org/social-issues-migration-health/society-at-a-glance-2016_9789264261488-en.
・Walch, O.J., Cochran, A. and Forger, D.B. *A global quantification of "normal" sleep schedules using smartphone data.* Sci Adv, 2016. 2(5): p. e1501705.
・神山潤『子どもの睡眠—眠りは脳と心の栄養』(2003) 芽ばえ社
・三池輝久『子どもの夜ふかし 脳への脅威』(2014) 集英社新書
・Reichner, C.A., *Insomnia and sleep deficiency in pregnancy.* Obstet Med, 2015. 8(4): p. 168-71.
・愛波文、西野精治（監修）『ママと赤ちゃんのぐっすり本「夜泣き・寝かしつけ・早朝起き」解決ガイド』(2018) 講談社の実用ＢＯＯＫ

第１章　間違いだらけの睡眠常識

・西野精治「睡眠関連疾患診療のために必要な睡眠生理・薬理の基礎知識」『睡眠医学を学ぶために：専門医の伝える実践睡眠医学』立花直子（編）(2006) 永井書店 p. 23-47.
・丸山崇ほか「睡眠覚醒を支える神経機構」『睡眠科学：最新の基礎研究から医療・社会への応用まで』三島和夫（編）(2016) 科学同人 p. 18-30.
・Nishino, S., et al., *The neurobiology of sleep in relation to mental illness, in Neurobiology of Mental Illness,* N.E. Charney D.S, Editor. 2004, Oxford University Press: New York. p. 1160-1179.
・Rechtschaffen, A. and Kales, A. eds. *A Manual of Standardized Terminology, Techniques and Scoring System for Sleep Stages of Human Subjects.* 1968, National Institutes of Health: Washington, D.C.
・板生清、駒澤真人『ウェアラブルデバイスの応用と近未来の展開』(2015) 18 (6) : p. 385-389.
・Pellegrino, R., et al., *A novel BHLHE41 variant is associated with short sleep and resistance to sleep deprivation in humans.* Sleep, 2014. 37(8): p. 1327-36.
・He, Y., et al., *The transcriptional repressor DEC2 regulates sleep length in mammals.* Science, 2009. 325(5942): p. 866-870.
・粂和彦「眠りの世界に魅せられて」『日経サイエンス』(2002) (1) : p. 3.〈参照〉http://sleepclinic.jp/essay1/index.html
・Nishino, S. and Fujiki, N. *Animal models for sleep disorders, in Handbook of*

Experimental Neurology, T. Tatlisumak and M. Fisher, Editors. 2006, Cambridge University Press: Cambridge. p. 504-543.
・Diekelmann, S. and Born, J. *The memory function of sleep.* Nat Rev Neurosci, 2010. 11(2): p. 114-26.
・Walker, M.P., *The role of slow wave sleep in memory processing.* J Clin Sleep Med, 2009. 5(2 Suppl): p. S20-6.
・Schonauer, M., Geisler, T. and Gais, S. *Strengthening procedural memories by reactivation in sleep.* J Cogn Neurosci, 2014. 26(1): p. 143-53.
・Rauchs, G., et al., *Consolidation of strictly episodic memories mainly requires rapid eye movement sleep.* Sleep, 2004. 27(3): p. 395-401.
・Miyamoto, D., et al., *Top-down cortical input during NREM sleep consolidates perceptual memory.* Science, 2016. 352(6291): p. 1315-8.
・佐々木由香「記憶や学習と睡眠」『医学のあゆみ』(2017) 263 (9) : p. 747-753.
・鈴木博之「睡眠と記憶に関する近年の知見」『精神保健研究』(2008) 54 : p. 29-36.
・Li, W., *et al., REM sleep selectively prunes and maintains new synapses in development and learning.* Nat Neurosci, 2017. 20(3): p. 427-437.
・Iliff, J.J., et al., *A paravascular pathway facilitates CSF flow through the brain parenchyma and the clearance of interstitial solutes, including amyloid β.* Sci Transl Med, 2012. 4(147): p. 147ra111.
・Xie, L., et al., *Sleep drives metabolite clearance from the adult brain.* Science, 2013. 342(6156): p. 373-7.
・Tarasoff-Conway, J.M., et al., *Clearance systems in the brain-implications for Alzheimer disease.* Nat Rev Neurol, 2015. 11(8): p. 457-70.
・Ju, Y.E., et al., *Sleep quality and preclinical Alzheimer disease.* JAMA Neurol, 2013. 70(5): p. 587-93.
・Kang, J.E., et al., *Amyloid-β dynamics are regulated by orexin and the sleep-wake cycle.* Science, 2009. 326(5955): p. 1005-7.
・Moruzzi, G. and Magoun, H.W. *The functional significance of the ascending reticular system.* Arch Ital Biol, 1958. 96: p. 17-28.
・ウィリアム・C・デメント著、藤井留美訳『ヒトはなぜ人生の3分の1も眠るのか?』(2002) 講談社
・Dement, W.C., *Some Must Watch While Some Must Sleep.* 1974, New York: W W Norton & Co Inc.
・Dement, W.C., *History of sleep medicine.* Neurol Clin, 2005. 23(4): p. 945-65, v.
・木田哲生『「みんいく」ハンドブック 中学校—睡眠のひみつ～よい睡眠を実践しよう～』(2017) 学事出版
・木田哲生『「みんいく」ハンドブック 小学校4・5・6年—すいみんのひみつ～すいみんについて考えよう～』(2017) 学事出版
・木田哲生『「みんいく」ハンドブック 小学校1・2・3年—すいみんのひみつ～すいみんについてしろう～』(2017) 学事出版
・木田哲生『睡眠教育(みんいく)のすすめ—睡眠改善で子どもの生活、学習が向上する』(2017) 学事出版
・木田哲生『ねこすけくんなんじにねたん?』(2018)「みんいく」地域づくり推進委員会、リーブル刊

・木田哲生『ねこすけくんがねているあいだに』(2021)「みんいく」地域づくり推進委員会、リーブル刊
・睡眠セミナー「良質な睡眠が支える子どもの成長〜睡眠負債から子どもを守るために〜」実施レポート〈参照〉https://www.yomiuri.co.jp/adv/suimin/

第2章　「睡眠負債」をいかに解消するか

・西野精治「『睡眠負債』の概念はどのようにして起こったか？」『睡眠医療』(2018) 12: p. 291-298. （既出）
・Dement, W.C., *Sleep extension: getting as much extra sleep as possible.* Clin Sports Med, 2005. 24(2): p. 251-68,viii.
・Barbato, G., et al., *Extended sleep in humans in 14 hour nights (LD 10:14): relationship between REM density and spontaneous awakening. Electroencephalogr* Clin Neurophysiol, 1994. 90(4): p. 291-7.
・Dement, W.C., *Wake up America: A National Sleep Alert Volume 1.* 1993, The Commission.
・Kripke, D.F., et al., *Mortality associated with sleep duration and insomnia.* Arch Gen Psychiatry, 2002. 59(2): p. 131-6.
・Tamakoshi, A. and Ohno, Y. *Self-reported sleep duration as a predictor of all-cause mortality: results from the JACC study, Japan.* Sleep, 2004. 27(1): p. 51-4.
・Ikehara, S., et al., *Association of sleep duration with mortality from cardiovascular disease and other causes for Japanese men and women: the JACC study.* Sleep, 2009. 32(3): p. 295-301.
・池原賢代、磯博康「日本人の睡眠時間—睡眠時間と健康：Mortality—」『睡眠医療』(2018) 12: p. 299-303.
・白川修一郎、松浦倫子「睡眠負債の対策・予防法」『睡眠医療』(2018) 12: p. 331-336.
・西野精治『マンガでぐっすり！スタンフォード式　最高の睡眠』(2018) サンマーク出版
・Williamson, A.M. and Feyer, A.M. *Moderate sleep deprivation produces impairments in cognitive and motor performance equivalent to legally prescribed levels of alcohol intoxication.* Occup Environ Med, 2000. 57(10): p. 649-55.
・Dorrian, J., et al., *Psychomotor vigilance performance: Neurocognitive assay sensitive to sleep loss, in Sleep Deprivation: Clinical Issues, Pharmacology and Sleep Loss Effects,* C.A. Kushida, Editor. 2005, Marcel Dekker, Inc: New York, NY. p. 39-50.
・Izawa, S., *REM sleep-active MCH neurons are involved in forgetting hippocampus-dependent memories.* Science, 2019,385 (6459): p. 1308-1313
・Miglis, M.G., *Autonomic dysfunction in primary sleep disorders.* Sleep Med, 2016. 19: p. 40-9.
・Kim, T.W., J.H. *Jeong, and Hong, S.C. The impact of sleep and circadian disturbance on hormones and metabolism.* Int J Endocrinol, 2015. 2015: p. 591729.
・Van Cauter, E., et al., *Impact of sleep and sleep loss on neuroendocrine and metabolic function.* Horm Res, 2007. 67 Suppl 1: p. 2-9.
・Foster, D.J. and Wilson, M.A. *Reverse replay of behavioural sequences in hippocampal place cells during the awake state.* Nature, 2006. 440(7084): p. 680-3.
・Tassi, P. and Muzet, A. *Sleep inertia.* Sleep Med Rev, 2000. 4(4): p. 341-353.
・Wilkinson, R.T. and Stretton, M. *Performance after awakening at different times of*

night. Psychon. Sci., 1971. 23(4): p. 283-285.
・Santhi, N., et al., *Morning sleep inertia in alertness and performance: effect of cognitive domain and white light conditions.* PLoS One, 2013. 8(11): p. e79688.
・McEvoy, R.D. and Lack, L.L. *Medical staff working the night shift: can naps help?* Med J Aust, 2006. 185(7): p. 349-50.
・Dhand, R. and Sohal, H. *Good sleep, bad sleep! The role of daytime naps in healthy adults.* Curr Opin Pulm Med, 2006. 12(6): p. 379-82.
・厚生労働省健康局「健康づくりのための睡眠指針 2014」(2014)〈参照〉https://www.mhlw.go.jp/file/06-Seisakujouhou-10900000-Kenkoukyoku/0000047221.pdf
・*Time Window Alarm.* Available from: https://window-alarm.com
・Ekirch, A.R., *Sleep We Have Lost: Pre-industrial Slumber in the British Isles.* The American Historical Review, 2001. 106(2): p. 343-386.

第３章　生体リズムが熟睡のカギ

・Moore, R.Y., *Circadian rhythms:basic neurobiology and clinical appplications.* Annu Rev Med, 1997. 49: p. 253-266.
・平野有沙「睡眠と体内時計―時計システムによる睡眠・覚醒サイクルの制御とその破綻がもたらすリズム睡眠障害」『医学のあゆみ』(2017) 263 (9)：p. 720-727.
・Moore, R. and R. Silver, *Suprachiasmatic nucleus organization.* Chronobiol Int, 1998. 15(5): p. 475-87.
・Czeisler, C.A., et al., *Stability, precision, and near-24-hour period of the human circadian pacemaker.* Science, 1999. 284(5423): p. 2177-81.
・本間研一「ヒトのサーカディアン・システム」『京府医大誌』(2021) 130 (8), p. 501-509,
・Burgess、H.J and Eastman、C. I., *Human Tau in an Ultradian Light-Dark Cycle.* J Biol Rhythms. 2008. 23(4): p. 374–376.
・Duffy, J.F. and Czeisler, C.A. *Effect of Light on Human Circadian Physiology.* Sleep Med Clin, 2009. 4(2): p. 165-177.
・Czeisler, C.A. and Turek, F.W. eds. *Melatonin, Sleep, and Circadian Rhythms: Current Progress and Controversies.* Journal of Biological Rhythms Special Issue. Vol. 12. 1997.
・飯郷雅之「メラトニン研究の歴史」『時間生物学』(2011) 17(1): p. 23-34.
・Hattar, S., et al., *Melanopsin and rod-cone photoreceptive systems account for all major accessory visual functions in mice.* Nature, 2003. 424(6944): p. 76-81.
・Gooley, J.J., et al., *A broad role for melanopsin in nonvisual photoreception.* J Neurosci, 2003. 23(18): p. 7093-106.
・Lockley, S.W., et al., *Short-wavelength sensitivity for the direct effects of light on alertness, vigilance, and the waking electroencephalogram in humans.* Sleep, 2006. 29(2): p. 161-8.
・Zeitzer, J.M., et al., *Response of the human circadian system to millisecond flashes of light.* PLoS One, 2011. 6(7): p. e22078.
・Kräuchi, K., et al., *Functional link between distal vasodilation and sleep-onset latency?* Am J Physiol Regul Integr Comp Physiol, 2000. 278(3): p. R741-8.
・Kräuchi, K. and T. De Boer, *Body Temperature, Sleep, and Hibernation, in Principles and Practices of Sleep Medicine,* M.H. Kryger, T. Roth, and W.C. Dement, Editors. 2011, Elsevier Saunders: Missouri. p. 323-334.

- Kräuchi, K., et al., *Warm feet promote the rapid onset of sleep.* Nature, 1999. 401(6748): p. 36-7.
- Borbély, A.A., *A two process model of sleep regulation.* Hum. Neurobiol., 1982. 1: p. 195-204.
- Chung, S., Son, G.H. and Kim, K. *Circadian rhythm of adrenal glucocorticoid: its regulation and clinical implications.* Biochim Biophys Acta, 2011. 1812(5): p. 581-91.
- Van Dongen, H.P. and Dinges, D.F. *Sleep, circadian rhythms, and psychomotor vigilance.* Clin Sports Med, 2005. 24(2): p. 237-49, vii-viii.
- Van Dongen, H.P.A. and Dinges, D.F. *Circadian rhythms in sleepiness, alertness, and performance, in Principles and Practice of Sleep Medicine. 4th ed.* , Kryger, M.H. Roth, T. and Dement, W.C. Editors. 2005, Elsevier Saunders: Philadelphia. p. 435-443.
- Lack, L.C., et al., *The relationship between insomnia and body temperatures.* Sleep Med Rev, 2008. 12(4): p. 307-17.
- 日本睡眠学会『睡眠障害診療ガイド』(2011) 文光堂
- 三島和夫「非24時間睡眠—覚醒リズム障害の病態生理研究の現状」『医学のあゆみ』(2017) 263 (9) : p. 775-782.
- 神林 崇「朝に起きられない中高生「若年性起床困難症」への対処法:起立性調節障害と睡眠相後退症候群の異同について」『不眠研究 2022』(2022) : p. 32-37.
- Sack, R.L., et al., *Entrainment of free-running circadian rhythms by melatonin in blind people.* N Engl J Med, 2000. 343(15): p. 1070-7.
- 大川匡子「光の治療的応用—光による生体リズム調節—」〈参照〉http://www.mext.go.jp/b_menu/shingi/gijyutu/gijyutu3/toushin/attach/1333542.htm
- Fuse, Y., et al., *Differential roles of breakfast only (one meal per day) and a bigger breakfast with a small dinner (two meals per day) in mice fed a high-fat diet with regard to induced obesity and lipid metabolism.* J Circadian Rhythms, 2012. 10(1): p. 4.
- Lavie, P., *Ultrashort sleep-waking schedule. III. "Gates" and "forbidden zones" for sleep.* Electroencephalogr. Clin. Neurophysiol., 1986. 63(5): p. 414-25.

第4章 「仕事中の眠気」の恐るべきリスク

- Rühle, K.H., Franke, K.J. and Nilius, G. *Microsleep, sleepiness and driving performance in patients with sleep apnoea syndrome.* Pneumologie, 2008. 62(10): p. 595-601.
- 白濱龍太郎『図解 睡眠時無呼吸症候群を治す! 最新治療と正しい知識』(2015) 日東書院本社
- 河合真『極論で語る睡眠医学』(極論で語る・シリーズ) (2016) 丸善出版
- He, J., et al., *Mortality and apnea index in obstructive sleep apnea. Experience in 385 male patients.* Chest, 1988. 94(1): p. 9-14.
- Albarrak, M., et al., *Utilization of healthcare resources in obstructive sleep apnea syndrome: a 5-year follow-up study in men using CPAP.* Sleep, 2005. 28(10): p. 1306-11.
- Nakashima, M., et al. *Influences of sleep and lifestyle factors on the risk for covid-19 infections, from internet survey of 10,000 Japanese business workers.* Sci Rep. 2022. 12: p. 19640.
- Dement, W.C., *Wake up America: A National Sleep Alert Volume 1.* 1993. p. The Commission. (既出)
- 「内山教授が不眠症、睡眠不足の損失を3.5兆円」(2006) 〈参照〉http://www.nu-press.net/

archives/article000256.html
・「睡眠不足で日本のGDPの約3%、約15兆円が失われている」(2017)〈参照〉https://woman.excite.co.jp/article/beauty/rid_Nemgym_10299/
・*Managing shift work: Health and safety guidance.* 2006; Available from: http://www.hse.gov.uk/pUbns/priced/hsg256.pdf
・藤木通弘「産業医学(交代勤務を含む)と睡眠負債」『睡眠医療』(2018) 12: p. 311-318.
・Czeisler, C. A. *Rotating shift work schedules that disrupt sleep are improved by applying circadian principles.* Science. 1982, 217(4558): p. 460-3
・西野精治「交替勤務について(その1)」『プレホスピタル・ケア』(2018) 31 (4) : p. 62-63.
・西野精治「快眠だより　第6回　救急隊員の交替勤務(交替勤務について:その2)」『プレホスピタル・ケア』(2018) 31 (5) : p. 68-69.
・西野精治「トライアスリートはいかにして時差と付き合うべきか【特集:トライアスロンと旅】」〈参照〉https://www.life-rhythm.net/nishino/
・Dantz, B., Edgar, D.M. and Dement, W.C. *Circadian rhythms in narcolepsy: studies on a 90 minute day.* Electroencephalogr Clin Neurophysiol, 1994. 90(1): p. 24-35.
・Carskadon, M.A. and Dement, W.C. *Sleep studies on a 90-minute day.* Electroencephalogr Clin Neurophysiol, 1975. 39(2): p. 145-55.
・Monk, T.H., *The post-lunch dip in performance.* Clin Sports Med, 2005. 24(2): p. e15-23, xi-xii.
・Horne, J., Anderson, C. and Platten, C. *Sleep extension versus nap or coffee, within the context of 'sleep debt'.* J Sleep Res, 2008. 17(4): p. 432-6.
・Zeitzer, J.M., et al., *Extracellular adenosine in the human brain during sleep and sleep deprivation: an in vivo microdialysis study.* Sleep, 2006. 29(4): p. 455-61.
・Clark, I. and Landolt, H.P. *Coffee, caffeine, and sleep: A systematic review of epidemiological studies and randomized controlled trials.* Sleep Med Rev, 2016.
・Urry, E. and Landolt, H.P. *Adenosine, caffeine, and performance: from cognitive neuroscience of sleep to sleep pharmacogenetics.* Curr Top Behav Neurosci, 2015. 25: p. 331-66.
・「コーヒーの効用; 米国食事ガイドライン」〈参照〉https://health.gov/dietaryguidelines/2015-scientific-report/PDFs/Scientific-Report-of-the-2015-Dietary-Guidelines-Advisory-Committee.pdf
・Drapeau, C., et al., *Challenging sleep in aging: the effects of 200 mg of caffeine during the evening in young and middle-aged moderate caffeine consumers.* J Sleep Res, 2006. 15(2): p. 133-41.
・Anegawa, E., et al., *Chronic powder diet after weaning induces sleep, behavioral, neuroanatomical, and neurophysiological changes in mice.* PLoS One, 2015. 10(12): p. e0143909.
・Mah, C.D., et al., *The effects of sleep extension on the athletic performance of collegiate basketball players.* Sleep, 2011. 34(7): p. 943-50.
・守田優子、西多昌規「睡眠負債とアスリートのパフォーマンス」『睡眠医療』(2018) 12: p. 399-402.

第5章　女性、子ども、高齢者のための睡眠常識

・西野精治『マンガでぐっすり!スタンフォード式　最高の睡眠』(2018) サンマーク出版(既出)

・池原賢代、磯博康「日本人の睡眠時間—睡眠時間と健康：Mortality—」『睡眠医療』(2018) 12: p. 299-303. （既出）
・Takahashi, Y., Kipnis, D.M. and Daughaday, W.H. *Growth hormone secretion during sleep.* J Clin Invest, 1968. 47(9): p. 2079-90.
・木村昌由美「睡眠負債と免疫機能」『睡眠医療』(2018) 12: p. 353-360.
・Spiegel, K., Sheridan, J.F. and Van Cauter, E. *Effect of sleep deprivation on response to immunization.* JAMA, 2002. 288(12): p. 1471-2.
・Besedovsky, L., Lange, T. and Born, J. *Sleep and immune function.* Pflugers Arch, 2012. 463(1): p. 121-37.
・小鳥居望「睡眠負債と精神疾患」『睡眠医療』(2018) 12: p. 375-382.
・Sigurdardottir, L.G., et al., *Sleep disruption among older men and risk of prostate cancer.* Cancer Epidemiol Biomarkers Prev, 2013. 22(5): p. 872-9.
・柿崎真沙子「睡眠負債とがんのリスク」『睡眠医療』(2018) 12: p. 399-402.
・藤原健史「睡眠負債がもたらす心循環器疾患への影響」『睡眠医療』(2018) 12: p. 361-368.
・元村祐喜「睡眠負債による脳機能への影響」『睡眠医療』(2018) 12: p. 337-344.
・植木浩二郎「慢性炎症の視点から見た2 型糖尿病の成因」『糖尿病』(2011) 54 (7) : p. 476-479.
・Schmid, S.M., Hallschmid, M. and Schultes, B. *The metabolic burden of sleep loss.* Lancet Diabetes Endocrinol, 2015. 3(1): p. 52-62.
・Boyko, E.J., et al., *Sleep characteristics, mental health, and diabetes risk: a prospective study of U.S. military service members in the Millennium Cohort Study.* Diabetes Care, 2013. 36(10): p. 3154-61.
・Taheri, S., et al., *Short sleep duration is associated with reduced leptin, elevated ghrelin, and increased body mass index.* PLoS Med, 2004. 1(3): p. e62.
・Kripke, D.F., et al., *Mortality associated with sleep duration and insomnia.* Arch Gen Psychiatry, 2002. 59(2): p. 131-6. （既出）
・Spiegel, K., Leproult, R. and Van Cauter, E. *Impact of sleep debt on metabolic and endocrine function.* Lancet, 1999. 354(9188): p. 1435-9.
・Mullington, J.M., et al., *Sleep loss reduces diurnal rhythm amplitude of leptin in healthy men.* J Neuroendocrinol, 2003. 15(9): p. 851-4.
・Broussard, J.L., et al., *Elevated ghrelin predicts food intake during experimental sleep restriction.* Obesity (Silver Spring), 2016. 24(1): p. 132-8.
・Chikahisa, S., et al., *Mast cell involvement in glucose tolerance impairment caused by chronic mild stress with sleep disturbance.* Sci Rep, 2017. 7(1): p. 13640.
・Cano, G., Mochizuki, T. and Saper, C.B. *Neural circuitry of stress-induced insomnia in rats.* J Neurosci, 2008. 28(40): p. 10167-84.
・近久幸子「睡眠負債と代謝性疾患」『睡眠医療』(2018) 12: p. 369-374.
・三島和夫「第64回　睡眠時間の男女差について」『睡眠の都市伝説を斬る』〈参照〉 https://natgeo.nikkeibp.co.jp/atcl/web/15/403964/120700056/?P=1
・小野太輔、大倉睦美、神林崇「女性の睡眠負債」『睡眠医療』(2018) 12: p. 319-324.
・Oyetakin-White, P., et al., *Does poor sleep quality affect skin ageing?* Clin Exp Dermatol, 2015. 40(1): p. 17-22.
・Sundelin, T., et al., *Negative effects of restricted sleep on facial appearance and social appeal.* R Soc Open Sci, 2017. 4(5): p. 160918.

· Jouvet-Mounier, D., Astic, L. and Lacote, D. *Ontogenesis of the sates of sleep in rat, cat and guinia pig during the first postnatal month.* Dev Psychobiol, 1970. 2: p. 216-239.
· Roffwang, H.P., Muzio, J.N. and Dement, W.C. *Ontogenetic development of the human sleep-dream cycle.* Science, 1966. 152(3722): p. 604-19.
· Frank, M.G., Issa, N.P. and Stryker, M.P. *Sleep enhances plasticity in the developing visual cortex.* Neuron, 2001. 30(1): p. 275-87.
· ADHD AND SLEEP. Available from: https://http://www.sleepfoundation.org/sleep-disorders-problems/adhd-and-sleep
· 神山潤「こどもの睡眠負債」『睡眠医療』(2018) 12: p. 325-330.
· Bliwize, D.L., *Normal Aging.* 5th ed. Principles and Practices of Sleep Medicine, ed. M.H. Kryger, T. Roth, and W.C. Dement. 2011, Missouri: Elsevier Saunders. 27-41.
· Asada, H., et al., *Association between patient age at the time of surgical treatment for endometriosis and aryl hydrocarbon receptor repressor polymorphism.* Fertil Steril, 2009. 92(4): p. 1240-2.
· 千葉悠平「睡眠負債と認知症のリスク」『睡眠医療』(2018) 12: p. 383-390.
· 酒井紀彰、西野精治「睡眠負債と認知症—動物モデルの知見—」『睡眠医療』(2018) 12: p. 345-352.
· Riemersma-van der Lek, R.F., et al., *Effect of bright light and melatonin on cognitive and noncognitive function in elderly residents of group care facilities: a randomized controlled trial.* JAMA, 2008. 299(22): p. 2642-55.

第6章　熟睡できる環境のつくり方

· Chiba, S., et al., *High rebound mattress toppers facilitate core body temperature drop and enhance deep sleep in the initial phase of nocturnal sleep.* PLoS One, 2018. 13(6): p. e0197521.
· Uemura-Ito, S., et al., *Changes in sleep profile on exposure to sodium chloride and artificially carbonated springs:a pilot study.* J. Phys. Ther. Sci. 2023.35: 330–339
· 高岡本州、内田直『「睡眠品質」革命:一流を支えるエアウィーヴ成長の軌跡』(2017) ダイヤモンド社
· Haskell, E.H., et al., *The effects of high and low ambient temperatures on human sleep stages.* Electroencephalogr Clin Neurophysiol, 1981. 51(5): p. 494-501.
· Muzet, A., Libert, J.P. and Candas, V. *Ambient temperature and human sleep.* Experientia, 1984. 40(5): p. 425-9.
· Okamoto-Mizuno, K., et al., *Effects of humid heat exposure on human sleep stages and body temperature.* Sleep, 1999. 22(6): p. 767-73.
· Nofzinger, E.A., et al., *Changes in forebrain function from waking to REM sleep in depression: preliminary analyses of [18F]FDG PET studies.* Psychiatry Res, 1999. 91(2): p. 59-78.
· Sakurai, T., *Roles of orexins in the regulation of body weight homeostasis.* Obes Res Clin Pract, 2014. 8(5): p. e414-20.
· Ogawa, Y. *Gut microbiota depletion by chronic antibiotic treatment alters the sleep/wake architecture and sleep EEG power spectra in mice.* Sci Rep., 2020.;10(1): p. 5919554
· 愛波文、西野精治(監修)『ママと赤ちゃんのぐっすり本「夜泣き・寝かしつけ・早朝起き」

解決ガイド』(2018) 講談社の実用ＢＯＯＫ（既出）

第７章　「睡眠障害」について知っておきたいこと

・『睡眠医学を学ぶために：専門医の伝える実践睡眠医学』立花直子、大阪スリープヘルスネットワーク（編）(2006) 永井書店
・『日常診療における子どもの睡眠障害』谷池雅子（編）(2015) 診断と治療社
・日本睡眠学会『睡眠障害診療ガイド』(2011) 文光堂（既出）
・河合真『極論で語る睡眠医学』(極論で語る・シリーズ) (2016) 丸善出版（既出）
・ICSD-3, ed. *International Classification of Sleep Disorders, 3rd ed., ed.* A.A.o.S. Medicine. 2014, American Sleep Disorders Association: Rochester, MN.
・西野精治、酒井紀彰「睡眠障害から探る睡眠・覚醒機構」『医学のあゆみ』(2017) 263 (9)：p. 791-802.
・Kryger, M., *Charles Dickens: impact on medicine and society.* J Clin Sleep Med, 2012. 8(3): p. 333-8.
・本堂茉莉、上田壮志「レム睡眠行動障害 (RBD) のメカニズム」『医学のあゆみ』(2017) 263 (9)：p. 811-818.
・立花直子「RLS/PLMSとPLMD」『睡眠医学を学ぶために：専門医の伝える実践睡眠医学』立花直子（編）(2006) 永井書店p. 264-273.
・Nishino, S. and Mignot, E. *Pharmacological aspects of human and canine narcolepsy.* Prog Neurobiol, 1997. 52(1): p. 27-78.
・Nishino, S. and Mignot, E. *Narcolepsy and cataplexy.* Handb Clin Neurol, 2011. 99: p. 783-814.
・Lin, L., et al., *The sleep disorder canine narcolepsy is caused by a mutation in the hypocretin (orexin) receptor 2 gene.* Cell, 1999. 98(3): p. 365-76.
・Sakurai, T., *Roles of orexin/hypocretin in regulation of sleep/wakefulness and energy homeostasis.* Sleep Med Rev, 2005. 9(4): p. 231-41.
・Sakurai, T., et al., *Orexins and orexin receptors: a family of hypothalamic neuropeptides and G protein-coupled receptors that regulate feeding behavior.* Cell, 1998. 92(4): p. 573-585.
・De Lecea, L., et al., *The hypocretins: hypothalamus-specific peptides with neuroexcitatory activity.* Proc Natl Acad Sci USA, 1998. 95(1): p. 322-327.
・Chemelli, R.M., et al., *Narcolepsy in orexin knockout mice: molecular genetics of sleep regulation.* Cell, 1999. 98(4): p. 437-451.
・Nishino, S., et al., *Hypocretin (orexin) deficiency in human narcolepsy.* Lancet, 2000. 355(9197): p. 39-40.
・Peyron, C., et al., *A mutation in a case of early onset narcolepsy and a generalized absence of hypocretin peptides in human narcoleptic brains.* Nat Med, 2000. 6(9): p. 991-997.
・「日本睡眠学会の認定による日本睡眠学会専門医、日本睡眠学会歯科専門医、日本睡眠学会認定検査技師、日本睡眠学会専門医療機関ならびに日本睡眠学会登録医機関の一覧」〈参照〉http://jssr.jp/data/list.html

第８章　「睡眠薬」との賢いつきあい方

・西野精治「睡眠関連疾患診療のために必要な睡眠生理・薬理の基礎知識」『睡眠医学を学ぶ

ために：専門医の伝える実践睡眠医学』立花直子（編）（2006）永井書店p. 23-47.（既出）
・小山純正「睡眠・覚醒の制御機構―眠るしくみ，起きるしくみ」『医学のあゆみ』（2017）263（9）：p. 703-710.
・西野精治「小児睡眠関連疾患診療のために必要な睡眠の神経生理・神経解剖の基礎知識」『日常診療における子どもの睡眠障害』谷池雅子（編）（2015）診断と治療社p. 144-160.
・労働科学研究班厚、本睡眠学会ワーキンググループ「睡眠薬の適正な使用と休薬のための診療ガイドライン」〈参照〉http://www.jssr.jp/data/pdf/suiminyaku-guideline.pdf
・Nishino, S., et al., *Sedative-hypnotics, in Textbook of Psychopharmacology, 5th Edition.* A.F. Schatzberg and C.B. Nemeroff, Editors. 2017, American Psychiatric Press: Arlington, VA. p. 1051-1082.
・寺尾晶、宮本政臣「不眠症治療薬開発の最前線」『日薬理誌（Folia Pharmacol. Jpn.）』（2007）129: p. 35-41.
・Perlis, M.L., et al., *Placebo effects in primary insomnia.* Sleep Med Rev, 2005. 9(5): p. 381-9.
・Gyllenhaal, C., et al., *Efficacy and safety of herbal stimulants and sedatives in sleep disorders.* Sleep Med Rev, 2000. 4(3): p. 229-251.
・Kawai, N., et al., *The sleep-promoting and hypothermic effects of glycine are mediated by NMDA receptors in the suprachiasmatic nucleus.* Neuropsychopharmacology, 2015. 40(6): p. 1405-16.
・Monoi, N., et al. , *Japanese sake yeast supplementation improves the quality of sleep: a double-blind randomised controlled clinical trial.* J Sleep Res, 2016. 25(1): p. 116-23.
・Sagawa, Y., et al., *Alcohol has a dose-related effect on parasympathetic nerve activity during sleep.* Alcohol Clin Exp Res, 2011. 35(11): p. 2093-100.
・Troxel, W.M., Germain, A. and Buysse, D.J. *Clinical management of insomnia with brief behavioral treatment (BBTI).* Behav Sleep Med, 2012. 10(4): p. 266-79.

おわりに

・西野精治「精神医学・睡眠医学領域における自己免疫性脳炎」『精神神経学雑誌』（2019）
・西野精治「ナルコレプシーの病態と自己免疫性脳炎～精神疾患研究における意義～」『精神神経学雑誌』（2019）121（8）：p. 637-653.

著者紹介
西野精治（にしの　せいじ）
スタンフォード大学医学部精神科教授、同大学睡眠生体リズム研究所（SCNL）所長。医師、医学博士、日本睡眠学会専門医。
1955年、大阪府出身。大阪医科大学卒業。1987年、大阪医科大学大学院４年在学中、スタンフォード大学精神科睡眠研究所に留学。突然眠りに落ちてしまう、慢性の原発性過眠症である「ナルコレプシー」の病態生理・病因の解明の研究に主として携わっており、1999年、家族性イヌナルコレプシーでその原因遺伝子（ハイポクレチン／オレキシン受容体）を発見、2000年にはナルコレプシーの発生メカニズムを突き止めた。2005年にSCNLの所長に就任。睡眠・覚醒のメカニズムを、分子・遺伝子レベルから個体レベルまでの幅広い視野で研究している。日本人として初のスタンフォード大学医学部教授。
株式会社ブレインスリープ、創業者兼最高研究顧問。著書に「睡眠負債」の実態と対策を明らかにしベストセラーとなった『スタンフォード式　最高の睡眠』（サンマーク出版）、『スタンフォード式　お金と人材が集まる仕事術』（文春新書）等。2022年、シフトワーカーのウェルビーイングをテーマにNOBシフトワーク研究会を設立し会長に就任する。

本書は、2019年１月にPHP研究所から刊行された『スタンフォード大学教授が教える 熟睡の習慣』を改題のうえ、加筆・修正したものです。

PHP文庫　スタンフォード大学西野教授が教える
間違いだらけの睡眠常識

2025年3月12日　第1版第1刷

著者	西野精治
発行者	永田貴之
発行所	株式会社ＰＨＰ研究所

東京本部　〒135-8137　江東区豊洲5-6-52
ビジネス・教養出版部　☎03-3520-9617（編集）
普及部　☎03-3520-9630（販売）
京都本部　〒601-8411　京都市南区西九条北ノ内町11

PHP INTERFACE　https://www.php.co.jp/

組版	有限会社ハートウッドカンパニー
印刷所 製本所	TOPPANクロレ株式会社

ISBN978-4-569-90471-9